Liliana Silva

Produtos farmacêuticos nos alimentos e no ambiente

Liliana Silva

Produtos farmacêuticos nos alimentos e no ambiente

ScienciaScripts

ÍNDICE DE CONTEÚDOS

Capítulo 1   4

Capítulo 2   17

Capítulo 3   28

Capítulo 4   43

Capítulo 5   58

Capítulo 6   79

Capítulo 7   93

Contexto geral

Os objectivos políticos da União Europeia (UE), através dos "Planos de Ação Europeus para o Ambiente", da "Diretiva-Quadro da Água" (DQA) e do "Horizonte 2020, Plano da União Europeia 2014-2020", identificam o ambiente, a saúde, a segurança alimentar, a qualidade de vida, os recursos naturais e os resíduos como acções prioritárias. Assim, as actividades de investigação conduzidas pelo nosso grupo de investigação, durante os últimos anos, visaram os contaminantes ambientais e alimentares, nomeadamente a presença de contaminantes emergentes, como os fármacos, nos alimentos e no ambiente, um problema reconhecidamente crescente.

Nos últimos anos, a utilização de antibióticos em animais destinados à produção de alimentos tem suscitado preocupações em termos de segurança da saúde pública. Este grupo farmacêutico é amplamente administrado em medicina veterinária, de forma terapêutica para tratar ou profiláctica para prevenir doenças, nomeadamente na produção de leite, gado, aves de capoeira, aquicultura e mel em todo o mundo. As tetraciclinas (TCs) e as fluoroquinolonas (FQs) são antibióticos de largo espetro amplamente utilizados na pecuária moderna e podem resultar em resíduos inseguros nos produtos alimentares de origem animal. O risco mais proeminente para a saúde humana associado à utilização de antibióticos na criação intensiva de animais é a resistência bacteriana. Além disso, os FQ e os TC são também considerados como antimicrobianos de importância crítica para a medicina humana devido à falta de alternativas terapêuticas e à emergência crescente de resistências bacterianas, nomeadamente de fontes não humanas [1,2].

A UE estabeleceu limites máximos de resíduos (LMR) para os tecidos comestíveis. Nos últimos anos, para controlar a presença de resíduos de antibióticos nos alimentos, foram lançadas várias iniciativas para estabelecer ou reforçar os sistemas de vigilância, tanto nos Estados-Membros da UE como a nível internacional. Assim, é de grande interesse determinar com exatidão as concentrações de FQs e TCs em produtos animais comestíveis. Os capítulos 1 e 2 apresentam resultados de estudos de investigação relativos à presença de resíduos de FQs e TCs em produtos comestíveis de origem animal.

A presença de produtos farmacêuticos no ambiente, ainda que em quantidades vestigiais, é motivo de grande preocupação, dada a sua contínua introdução no ambiente, os seus efeitos biológicos e o seu impacto nos ecossistemas e na saúde humana. A principal fonte de resíduos de produtos farmacêuticos no ambiente aquático é a excreção humana; consequentemente, a presença generalizada de produtos farmacêuticos em amostras ambientais é mais provável de ocorrer a partir de estações de tratamento de águas residuais (ETAR), que removem incompletamente estes compostos. Os produtos farmacêuticos foram encontrados em diferentes amostras ambientais europeias, incluindo águas residuais, águas de superfície, águas subterrâneas e água potável. Em consequência, a UE adoptou legislação adequada e a avaliação dos riscos ambientais (ARA) dos medicamentos tornou-se obrigatória [3].

A ARA dos produtos farmacêuticos é mundialmente reconhecida como crucial para a implementação de recomendações de gestão de riscos de alternativas razoáveis e prudentes para minimizar o possível impacto ambiental. Numerosos estudos sobre o destino e o comportamento dos medicamentos no ambiente demonstraram claramente o possível impacto ambiental, mesmo em baixas concentrações. No entanto, ainda existe pouca informação sobre os seus efeitos biológicos no ambiente aquático.

Os antibióticos estão entre os contaminantes emergentes da água devido ao aparecimento de resistência bacteriana nos seres humanos e no ambiente. São também um dos grupos terapêuticos mais consumidos na medicina humana e apresentam elevadas taxas de excreção como compostos inalterados e, consequentemente, são descarregados nas águas residuais hospitalares ou municipais. Para além disso, como referido, a sua utilização em medicina veterinária é outra fonte de contaminação.

Os Capítulos 3 a 7 apresentam resultados de estudos relativos à presença de produtos farmacêuticos, incluindo antibióticos, no ambiente aquático, nomeadamente em aquaculturas, águas residuais hospitalares e municipais e águas de superfície.

Os trabalhos apresentados neste livro destacam a importância dos fármacos, enquanto contaminantes emergentes, tanto em produtos alimentares como no meio aquático, reconhecendo esta problemática como uma prioridade para as políticas ambientais e de saúde pública, definindo medidas de priorização e estratégias sustentáveis, visando a minimização do seu impacto na saúde humana e ambiental.

CAPÍTULO 1 - ANTIBIÓTICOS TETRACICLINA NOS GÉNEROS ALIMENTÍCIOS PORTUGUESES

O risco mais proeminente para a saúde humana associado à utilização de antibióticos na criação intensiva de animais é a resistência bacteriana. Este grupo farmacêutico é amplamente administrado em medicina veterinária, de forma terapêutica para tratar ou profiláctica para prevenir doenças, nomeadamente na produção de lacticínios, gado, aves de capoeira, aquicultura e mel em todo o mundo. As tetraciclinas (TCs) são antibióticos de largo espetro amplamente utilizados na criação animal moderna e podem resultar em resíduos inseguros em produtos alimentares derivados de animais. A União Europeia (UE) estabeleceu limites máximos de resíduos (LMR) e é obrigatório o controlo da presença de resíduos de antibióticos nos alimentos. Foram já lançadas várias iniciativas para reforçar estes sistemas de vigilância, tanto nos Estados-Membros da UE como a nível internacional. Por conseguinte, é de grande interesse determinar com exatidão as concentrações de CTs em produtos comestíveis de origem animal. O presente capítulo apresenta os resultados de estudos sobre a presença de resíduos de CTs em alimentos de origem animal, como o leite, o mel e o salmão, efectuados em Portugal.

As CT foram analisadas em amostras de mel, leite, salmão e tecidos de suínos. Nenhuma das 20 amostras de leite continha oxitetraciclina (OTC), tetraciclina (TC) e clortetraciclina (CTC). Do mesmo modo, foram examinadas 31 amostras de méis de diferentes origens botânicas e nenhuma revelou contaminação por resíduos de OTC e TC a níveis detectáveis. Resultados análogos foram encontrados nas 20 amostras diferentes de salmão de viveiro, compradas em bacias hidrográficas locais. Por último, foram investigados os resíduos de OTC, TC e CTC em 25 amostras de tecidos comestíveis de suínos. Foi detectado um resíduo de OTC numa amostra de músculo a um nível de infração (193,0 pg kg^{-1}).

Estes dados são essenciais para contribuir para futuras práticas sustentáveis e evitar a disseminação da resistência bacteriana aos antibióticos.

Introdução

A utilização de antibióticos em medicina veterinária teve início na década de 1950, como agentes terapêuticos e profilácticos e também como aditivos alimentares para a promoção do crescimento, tendo-se tornado parte integrante da indústria moderna de criação de animais [4].

A ocorrência de resíduos de antibióticos em géneros alimentícios humanos decorrentes da sua utilização em medicina veterinária é uma preocupação mundial em matéria de segurança alimentar. Os alimentos de origem animal são veículos de resistência antibacteriana, constituindo um risco grave para a saúde humana e animal [5]. Para controlar a presença de resíduos de antibióticos nos alimentos, foram lançados sistemas de vigilância obrigatórios, tanto nos Estados-Membros da União Europeia (UE) como a nível internacional.

Estes factos levaram-nos a avaliar a presença de um grupo antibacteriano de largo espetro, as tetraciclinas (TCs), amplamente utilizadas em medicina veterinária, em diferentes matrizes alimentares. Este capítulo apresenta os estudos de investigação relativos à presença de resíduos de tetraciclinas, tais como a oxitetraciclina (OTC), a tetraciclina (TC) e a clortetraciclina (CTC), em produtos alimentares de origem animal provenientes de Portugal [6-9].

Várias entidades europeias, como a Organização Mundial de Saúde (OMS), a Autoridade Europeia para a Segurança dos Alimentos (EFSA) e a Agência Europeia do Medicamento (EMA) têm apontado a emergência e disseminação de resistências bacterianas, nomeadamente para CTs, interligadas com o uso excessivo ou incorreto de antibióticos veterinários [1,2,10-12]. A emergência de resistências bacterianas, nomeadamente de fontes não humanas, que tornam o tratamento ineficaz, é uma das maiores ameaças à saúde pública do século XXI [1,2]. A seleção de populações de bactérias resistentes aos medicamentos é uma consequência da exposição a doses baixas durante períodos prolongados. Nomeadamente, a produção de suínos é considerada uma fonte relevante de bactérias resistentes aos antibióticos [13].

Existem provas claras de que o aumento do consumo de antibióticos pelos animais determina um aumento da resistência bacteriana na flora fecal dos animais, que pode ser transmitida aos seres humanos através da cadeia alimentar [4,11]. A contaminação das carcaças com flora fecal durante o abate ocorre normalmente e, por conseguinte, os produtos comestíveis de origem animal podem disseminar bactérias resistentes e genes resistentes para os seres humanos. Por essa razão, a vigilância da resistência bacteriana num indicador tem sido uma das acções aconselhadas pela União Europeia (UE) e pela Organização Mundial de Saúde [14] como elementos de uma estratégia nacional para a contenção da resistência bacteriana. As bactérias indicadoras, como a *Escherichia coli,* são organismos que constituem uma parte natural da flora intestinal dos seres humanos e dos animais. Estas bactérias constituem não só um grande reservatório de genes de resistência para bactérias patogénicas, mas também o seu nível de resistência é considerado um bom indicador da pressão de seleção exercida pela utilização de antibióticos nessa população e é um indicador dos problemas de resistência que se podem esperar nos agentes patogénicos [15].

A utilização veterinária a longo prazo de tetraciclinas, que exerce uma pressão antimicrobiana selectiva permanente sobre a flora bacteriana, é considerada o maior risco de seleção de resistência. Desde o aparecimento das primeiras bactérias resistentes às tetraciclinas, foi descoberta uma grande variedade de determinantes de resistência às tetraciclinas em vários microrganismos. A utilização extensiva de CT resultou no desenvolvimento de um grande número de bactérias resistentes às CT em suínos, bem como noutras espécies animais [16,17].

Para uma melhor compreensão deste problema, é muito importante conhecer os níveis de consumo de antibióticos em veterinária. O acesso a dados sistemáticos, actualizados e fiáveis sobre o consumo de medicamentos veterinários em geral, e de antibióticos em particular, não é fácil, especialmente nos países em desenvolvimento. Alguns números podem, no entanto, ser utilizados para indicar as ordens de grandeza do consumo de agentes antibacterianos. De acordo com dados publicados pela Federação Europeia de Saúde Animal, em 1999, foram utilizadas na UE cerca de 3 900 toneladas de antibióticos em medicina veterinária e 800 toneladas como factores de crescimento. Mais recentemente, um estudo estima a utilização de antibióticos em medicina veterinária em 25 países da UE em 5 393 toneladas, sendo os grupos mais utilizados os TC, os β-lactâmicos e as sulfonamidas. Em França, em 2005, foram utilizadas 760 toneladas em medicina humana e 1.320 em medicina veterinária, o que corresponde a 199 e 84 mg por kg de peso vivo nas populações humana e animal, respetivamente. O consumo de antibióticos de CTs em medicina veterinária é relativamente elevado em comparação com outras classes de antibióticos. Em comparação, em 2007, foram utilizadas cerca de 12 650 toneladas de antimicrobianos em medicina veterinária nos EUA, 40% das quais eram CT. Cerca de 13% da quantidade total de antimicrobianos foram utilizados como factores de crescimento [18]. Além disso, a procura e o consumo de alimentos de origem animal também aumentaram nos últimos anos [19].

Durante um quarto de século, a piscicultura foi o sector de produção alimentar que mais cresceu no mundo, mantendo uma taxa de crescimento anual de 8,8% desde 1970. A título de comparação, a produção animal, também considerada um sector em crescimento, aumentou a uma taxa de apenas 2,8% por ano durante o mesmo período. Atualmente, cerca de 45% de todo o peixe consumido pelos seres humanos, 48 milhões de toneladas no total, é criado em explorações agrícolas [20].

Em Portugal, durante 2009, observou-se um grande consumo de carne de aves e de suínos, 34,2 e 46,3 kg/pessoa/ano, respetivamente. Relativamente ao peixe, Portugal é o País europeu com o consumo mais elevado, 57 kg/habitante/ano em 2003. O mel apresentou uma utilização de 0,70 kg/habitante/ano, em 2009, e o leite registou um consumo de 87 kg/habitante/ano em 2008. Estes factos levaram-nos a investigar a presença de resíduos de antibióticos TCs em alimentos comestíveis de origem animal em Portugal [21].

Em resposta a esta preocupação, todos os antibióticos promotores do crescimento, utilizados para promover o aumento de peso e aumentar a eficiência da conversão alimentar, foram proibidos na Suécia em 1986 e na Dinamarca em 1998. A UE, com base no "Princípio da Precaução", começou a proibir a avoparcina em 1997 [22] e proibiu a utilização de todos os antibióticos, com exceção dos coccidiostáticos e histomonostáticos, como aditivos alimentares, a partir de 1 de janeiro de 2006. Em contrapartida, esta utilização inadequada e perigosa continua na América do Norte, sob a regulamentação e o controlo caso a caso da FDA, na Austrália e em muitos países em desenvolvimento, onde os problemas de resistência bacteriana são particularmente relevantes. A migração humana e os mercados alimentares globais podem facilitar a propagação da resistência bacteriana através de quase todas as fronteiras geográficas, pelo que a resposta a este problema exige esforços concertados de múltiplos sectores, tanto nos países desenvolvidos como nos países em desenvolvimento [10,18].

Devido às suas fortes implicações para a segurança alimentar e para minimizar os riscos para a saúde pública derivados da utilização de agentes antimicrobianos na produção animal, os limites máximos de resíduos (LMR) em produtos comestíveis de origem animal foram inicialmente estabelecidos pelas autoridades com base numa avaliação dos riscos para a saúde dos consumidores expostos a esse nível nos géneros alimentícios ao longo da vida [23].

As sulfonamidas, as tetraciclinas, os β-lactâmicos, as quinolonas, os macrólidos, os aminoglicosídeos e os péptidos, utilizados em práticas veterinárias, pertencem ao grupo B, de acordo com o Regulamento (CEE) n.º 2377/90 do Conselho da UE [24], atualizado pelo Regulamento (CE) n.º 470/2009 [25], e os valores correspondentes de LMR para os compostos autorizados foram estabelecidos para várias matrizes [26]. Ao abrigo desta legislação, os antibióticos não são autorizados para utilização em abelhas, uma vez que não foram fixados LMR para resíduos de antibióticos no mel no Regulamento do Conselho da UE [24]. Apesar disso, os antibióticos são utilizados no tratamento de doenças bacterianas da criação em abelhas melíferas (*Apis melifera*), que são causadas por duas espécies de bactérias, *Paenibacillus* (*Bacillus*) *larvae* e *Melissococcus pluton* (Kochanski, 2000). Para os CTs no tecido muscular de todos os animais produtores de alimentos é de 100 pg kg^{-1} e para o tecido renal é de 600 pg kg^{-1} [27]. Os CT no leite de bovino não devem exceder o LMR de 100 pg kg^{-1} [27]. O LMR é estabelecido para a soma da CT e do seu epímero. Para controlar a presença de resíduos de antibióticos nos alimentos, devem ser implementados sistemas de vigilância, tanto nos Estados-Membros da UE como a nível internacional, a fim de garantir que os níveis de contaminação se encontram abaixo dos LMR estabelecidos. Assim, é de grande interesse determinar com exatidão os TCs, um grupo de antibióticos amplamente utilizado em veterinária, nos produtos comestíveis derivados de animais mais consumidos.

Procedimentos experimentais

Amostragem

Mel e leite

Foram adquiridas 31 amostras de mel em diferentes mercados locais e a vários apicultores, 29 da zona centro de Portugal recolhidas durante os anos de 2001 e 2003, e 2 amostras comerciais com indicação de rótulo de méis importados, disponíveis no mercado português em 2003. As amostras de mel foram fornecidas aos mercados pelas associações de apicultores das respectivas zonas, garantindo que eram fornecidas na zona em estudo. Todas as amostras eram de origem alecrim e multifloral. Quatro delas eram méis ecológicos. Todas as amostras foram armazenadas em frascos de vidro num local escuro e seco à temperatura ambiente.

Um total de 20 amostras de leite, incluindo as marcas comerciais disponíveis na altura, foram compradas, durante o ano de 1998, em supermercados de Coimbra.

Salmão e suínos

Vinte amostras de salmão de viveiro compradas no mercado local de Coimbra e em supermercados foram analisadas durante um período de um mês, em 1999. Além disso, 25 amostras de tecidos comestíveis de suínos foram recolhidas em matadouros - durante um período de 1 mês, em 2004, na região centro de Portugal. Todas as amostras de músculo animal foram separadas da pele, ossos e espinhas e homogeneizadas utilizando um misturador de alimentos doméstico. O músculo picado foi armazenado a -20°C, até ser analisado.

Extração e limpeza

Suínos

A uma quantidade de 5,0 g de amostra homogeneizada, pesada num tubo de centrifugação de polipropileno de 50 ml, foram adicionados 20 ml de solução tampão Na2EDTA McIlvaine de pH 4,0, que foram misturados em vórtice durante 2 minutos. Os tubos foram então agitados durante 10 minutos num agitador de mesa a alta velocidade e foram sonicados durante 15 minutos num banho de ultra-sons.

As amostras foram imersas num banho de gelo/sal durante o processamento ultrassónico. Os tubos foram centrifugados durante 10 minutos a 2500 g e os sobrenadantes foram decantados cuidadosamente para um segundo tubo de centrifugação limpo. Foram efectuadas mais duas extracções com 20 mL e 10 mL de solução tampão McIlvaine Na_2 EDTA de pH 4,0, e todos os passos foram repetidos até os sobrenadantes das três extracções serem recolhidos no segundo tubo. Os sobrenadantes combinados foram misturados em vórtex com 2 mL de ácido tricloroacético a 20% durante 2 minutos, centrifugados durante 15 minutos a 2500 g e filtrados através de papel de filtro Whatman N° 541 de 90 mm com um tampão de lã de vidro.

Os cartuchos Oasis HLB foram condicionados com metanol (3 mL) e água (2 mL). Após a extração, os cartuchos foram lavados com 2 mL de metanol aquoso a 5% e eluídos com 2 mL de metanol ácido (1%).

Salmão

A 5,0 g de tecido num tubo de centrifugação de polipropileno de 125 mL, foi adicionado o padrão interno (IS), demeclociclina (DMCC) a 1 pg mL^{-1} e deixado em contacto durante 30 min a 4°C, protegido da luz. Adicionou-se um volume de 20 mL de solução tampão Na_2 EDTA-McIlvaine de pH 4,0 e 5 mL de n-hexano, que foram misturados num misturador vortex durante 1 min. Foram agitados durante 10 minutos num agitador plano a alta velocidade, submetidos a ultra-sons durante 15 minutos num banho de ultra-sons e colocados em gelo. Os tubos foram centrifugados durante 10 minutos a 2500 g, a camada superior de hexano foi eliminada e os sobrenadantes foram decantados cuidadosamente para outro tubo de centrifugação limpo. O tampão de tecido foi ressuspendido duas vezes com 20 e 10 ml de solução tampão Na_2 EDTA-McIlvaine de pH 4,0, e todos os passos foram repetidos até serem recolhidos os sobrenadantes das três extracções.

Os sobrenadantes combinados foram misturados com 2 mL de ácido tricloroacético (TCA) a 20% e misturados num misturador vortex durante 1 min. Após centrifugação a 2500 g durante 15 minutos, foram filtrados através de papel de filtro Whatman n.º

541 de 90 mm com um tampão de lã de vidro. Um cartucho Oasis HLB (60 e 200 mg) foi condicionado com metanol (3 mL) e água (2 mL). Após a aplicação da amostra de extrato, o cartucho foi lavado com 2 mL de água e o soluto foi eluído com 2 mL de metanol ácido (1%). Cada eluato, após concentração e reconstituição, continha 1 pg mL^{-1} de DMCC e foi mantido a 4°C para evitar a degradação.

Mel

Uma amostra de mel (3,0 g) foi pesada num tubo de polipropileno e dissolvida em 20 mL de tampão _Na2EDTA-McIlvaine_ 0,1M (pH 4,0). A solução de amostra foi agitada durante 5 minutos num agitador de mesa a alta velocidade. Após filtração, foi carregada num cartucho Oasis HLB (200 mg) previamente condicionado com 3 mL de metanol e 2 mL de água. O cartucho contendo a amostra foi então lavado com 5 mL de água, e os TCs foram eluídos com 3 mL de metanol. O eluato foi aplicado num cartucho Varian Bond Elut LRC-PRS (500 mg) previamente ativado com 10 mL de acetato de etilo. Para a etapa de lavagem foram utilizados 25 mL de água e 10 mL de metanol. Em seguida, os TCs foram eluídos com 5 mL de ácido oxálico (1 M) - acetonitrilo (80:20).

Todos os eluatos foram evaporados sob um fluxo suave de azoto, a 30°C, e mantidos a 4°C imediatamente antes da injeção no sistema cromatográfico para evitar a degradação. O eluato final foi filtrado através de um filtro de membrana de 0,45 pm e agitado em vórtice antes de ser injetado no sistema LC.

Leite

Uma amostra de leite de 0,5 ml diluída com 1 ml de tampão EDTA-McIlvaine 0,1M (pH 4) foi agitada num misturador vortex, transferida para um filtro de corte de peso molecular previamente lavado com 2 ml de tampão McIlvaine para eliminar interferências e centrifugada durante 60 minutos a 1250 _g_. Foram obtidos filtrados límpidos e incolores.

Cromatografia líquida com deteção fluorimétrica (LC-FD)

Os CT foram separados numa coluna Chromspher C8 (100 x 3 mm, 5 pm) e numa coluna Nucleosil c18 (250 x 4 mm, 5 pm). A fase móvel utilizada para a análise foi uma mistura de acetonitrilo e ácido oxálico 0,01M (aq. pH 2,0) à temperatura ambiente. A deteção de fluorescência foi efectuada após a adição pós-coluna de acetato de magnésio em tampão ácido bórico (pH 9,0), com um comprimento de onda de excitação de 385 nm e um comprimento de onda de emissão de 500 nm. A largura de banda espetral foi de 10 nm tanto para a excitação como para a emissão, e o reagente de derivatização, preparado diariamente, foi fornecido a um caudal de 0,45 ml/min.

Cromatografia líquida com deteção de massa (LC-MS)

Para a confirmação dos resultados, foi utilizado um cromatógrafo líquido equipado com um detetor de espetrometria de massa HP 1100 MSD e um detetor DAD. A coluna de LC utilizada foi uma Inertsil ODS-2 (250 x 2 mm, 5 pm). A fase móvel, acetonitrilo-TFA (pH 2), foi utilizada à temperatura ambiente e com um caudal de 0,3 mL/min.

A interface APCI, regulada a uma pressão de gás de nebulização (azoto) de 60 psi, foi operada em modo de iões positivos. Utilizou-se uma temperatura do vaporizador de 450°C e uma tensão de descarga corona de 6 pA. As tensões do capilar e do fragmentador foram fixadas em 4000 V e 90 V, respetivamente. O gás de secagem (azoto) foi ajustado a um caudal constante de 10 L/min e a uma temperatura de 325°C.

Resultados e discussão

Resultados da validação

Suínos

A curva de calibração foi obtida traçando o rácio da área dos picos dos padrões. Na gama de concentrações estudada, 100-1000 ng L^{-1} , foram obtidos gráficos lineares para OTC, TC e CTC. Para a análise LC-FD e LC-MS, a curva de calibração apresentou uma boa linearidade e reprodutibilidade ao longo da gama de calibração para os 3 TC. Os coeficientes de regressão foram superiores a 0,9991, 0,9979 e 0,9987 para OTC, TC e CTC, respetivamente.

A exatidão foi avaliada por LC com deteção espectrofluorimétrica a lex 385 nm e lem 500 nm, adicionando tecidos de suínos em branco a três níveis de fortificação (metade a duas vezes o LMR), 50, 100 e 200 pg kg^{-1} para o músculo e 100, 200 e 600 pg kg^{-1} para os tecidos renais.

Os dados relativos à exatidão e à precisão intra-dia e inter-dia foram obtidos através da realização de lotes de extração das amostras marcadas e de um branco (para verificar interferências) e da sua análise, no mesmo dia e em 3 dias diferentes, respetivamente, por comparação com uma curva de calibração. As recuperações foram geralmente superiores a 77,8% para o músculo e superiores a 65,1% para os tecidos renais, o que demonstra a boa exatidão do método. O coeficiente de variação (CV) da precisão intradiária variou entre 5,1 e 11,6% e a precisão interdiária variou entre 6,0 e 14,3%, mostrando uma boa repetibilidade [7,15].

Salmão

A curva de calibração foi gerada traçando a relação entre a área dos picos dos padrões e do IS (DMCC) e a sua concentração. Na gama de concentrações descrita, 50-1000 pg L^{-1} , foram obtidos gráficos lineares para o OTC e o TC. Os coeficientes de correlação médios foram de 0,9991 e 0,9989 para o OTC e o TC, respetivamente, indicando uma boa correlação entre as concentrações de TC e as áreas dos picos [8].

Devido à ausência de quaisquer picos de interferência nos cromatogramas das amostras, foi possível determinar concentrações tão baixas como 50 pg kg-1 para OTC e TC. A sensibilidade do método foi adequada para satisfazer as necessidades das agências reguladoras.

A exatidão do método foi estudada através da adição de amostras de músculo de salmão a 3 níveis de fortificação (50, 100 e 200 pg kg^{-1}) para cada CT durante 3 dias consecutivos. Os dados relativos à exatidão e precisão intradiárias foram determinados analisando, no mesmo dia, 5 réplicas de amostras marcadas com os 3 níveis de fortificação e 1 branco (para verificar a existência de interferências). A exatidão e a precisão entre dias foram também determinadas extraindo lotes de 3 níveis de fortificação e analisando-os em 5 dias consecutivos. As recuperações foram, em geral, superiores a 83,9% e a dependência da recuperação em relação à concentração foi negligenciável, o que demonstra uma boa exatidão do método. Para os três níveis de fortificação, o coeficiente de variação da precisão intradiária e interdiária variou entre 4,09 e 5,29% e entre 4,89 e 7,17%, respetivamente, demonstrando uma boa repetibilidade [8].

Mel

Para verificar a ausência de potenciais compostos interferentes em torno do tempo de retenção do OTC e do TC, foram analisadas várias amostras representativas de mel em branco de diferentes origens (n=15), a fim de avaliar a especificidade do método. Não foram observadas interferências na região de interesse onde os analitos foram eluídos.

As curvas de calibração foram obtidas utilizando o procedimento de regressão linear por mínimos quadrados da área do pico *versus* a concentração. A linearidade para o OTC e o TC, na gama de concentrações da solução padrão de trabalho entre 0,025 e 1,0 pg mL^{-1} , foi boa, como demonstrado pelo facto de a determinação dos coeficientes de correlação (r^2) ser superior a 0,9990 para 10 curvas de calibração. As curvas de calibração da matriz foram preparadas por adição de amostras de mel em branco com uma solução padrão de OTC e TC, e os coeficientes de correlação foram superiores a 0,991 para todas as curvas [9].

Em conformidade com a Decisão 2002/657/CE relativa ao desempenho dos métodos, o CCa e o CCᴮ foram elaborados utilizando três ensaios diferentes de amostras de mel em branco fortificadas a 50, 100, 150 e 200 pg kg^{-1}. Os valores de CCa obtidos foram 20 e 21 pg kg^{-1}, para OTC e TC, respetivamente. A concentração no limite de decisão mais 1,64 vezes o desvio padrão da reprodutibilidade intralaboratorial do teor médio medido no limite de decisão é igual à capacidade de deteção (CCᴮ). Os valores de CCᴮ obtidos para OTC e TC foram 49 e 50 ,u.g kg-1, respetivamente [9].

A recuperação e a repetibilidade do método foram avaliadas através da análise de seis amostras contaminadas com OTC e TC a 50, 100 e 200 ,u.g kg^{-1}, em três dias diferentes (n=18). Nas nossas condições, as recuperações estimadas da extração de amostras de mel contaminadas com OTC e TC atingiram valores muito elevados, variando entre 86 e 95%, com um baixo desvio-padrão relativo (RSD). Por exemplo, as recuperações para OTC e TC a 100 ,u.g kg^{-1} foram 91±4% e 90±5%, respetivamente [9].

A repetibilidade inter e intra-diária foi estabelecida para seis medições de amostras de mel enriquecidas com OTC e TC em três concentrações, efectuadas no mesmo dia e em três dias diferentes. O desvio-padrão relativo percentual para todos os níveis de fortificação foi inferior a 11, para a repetibilidade intradiária, demonstrando a boa precisão do método.

Leite

As respostas de OTC, TC e CTC foram lineares no intervalo de 50-500 ng mL^{-1}, com coeficientes de correlação médios de 0,998 para OTC, 0,996 para TC e 0,991 para CTC.

A exatidão do método foi estudada através da adição de cada tetraciclina a amostras de leite em 3 níveis 50, 100 e 200 ng mL^{-1}. Os dados foram obtidos através da extração de lotes de 6 amostras (5 picos e 1 branco de referência) em pelo menos 3 dias sucessivos. As recuperações foram geralmente superiores a 85% para os 3 compostos, com coeficientes de variação entre 8,7 e 3,5%. Assim, o método revelou uma boa exatidão e precisão [6].

Aplicação a amostras reais

No estudo de vigilância em 2004, por LC-FD, sobre OTC, TC e CTC em 25 amostras de músculo e rim de suínos colhidas em matadouros ao longo de um período de 1 mês, na região central de Portugal, OTC foi detectado a um nível violativo (193,0

,u.g kg⁻¹) numa amostra de músculo, o que foi confirmado por LC-APCI-MS. As amostras de rim continham níveis de OTC entre 264 e 410 ,u.g kg⁻¹ , e de TC entre 239 e 397 ,u.g kg⁻¹ , ou seja, abaixo do LMR para o rim (600 ,u.g kg⁻¹) [7].

Nas nossas condições experimentais, nenhuma das amostras de salmão, mel e leite analisadas apresentou contaminação por resíduos de TCs em níveis detectáveis [6,8,9].

Comparação com outros estudos

De acordo com os resultados dos planos nacionais de vigilância de resíduos nos 27 Estados-Membros, em 2008, o número total de resultados não conformes para antibacterianos (incluindo inibidores) foi de 651. Os resultados não conformes distribuíram-se pelas espécies do seguinte modo: 136 (21 %) para bovinos, 437 (67 %) para suínos, 35 (5 %) para aves de capoeira, 40 (6 %) para ovinos e caprinos e 3 (0,5 %) para equídeos [28]. Neste relatório, Portugal apenas apresentou dados relativos ao sulfametiazol em suínos e à sulfadiazina em ovinos/caprinos.

O advento da espetrometria de massa e da espetrometria de massa em tandem permitiu a análise multi-resíduos de diferentes resíduos de antibióticos em diferentes matrizes. No entanto, a maioria dos estudos aborda apenas o desenvolvimento de metodologias analíticas para a determinação de resíduos de antibióticos em amostras de alimentos e não fornece dados sobre a sua aplicação a amostras reais. Por conseguinte, a comparação com dados sobre antibióticos de outros países é difícil. Foi efectuado um estudo de resíduos de antibióticos no Kuwait, em 1517 amostras de alimentos de origem animal produzidos localmente e importados, incluindo produtos lácteos, ovos e amostras de tecidos (carne, aves de capoeira e peixe). Todas as amostras foram colhidas durante o período compreendido entre janeiro de 2004 e fevereiro de 2005, com exceção de algumas amostras de tecidos que se prolongaram até abril de 2006. Os resultados mostraram que 100% dos ovos, carne, peixe, gelado e queijo testados estavam dentro do limite, enquanto 5% das aves de capoeira e 18% das amostras de leite estavam acima do limite permitido (100 pg kg⁻¹). As aves de capoeira contaminadas eram de origem local e os níveis variavam entre 100 e 380 pg kg⁻¹ , enquanto o leite contaminado era tanto local como importado, variando entre 100 e 350 pg kg⁻¹ . Além disso, as variações sazonais desempenharam um papel importante na prevalência de resíduos de antibióticos nas explorações leiteiras locais, onde, durante o mês quente de verão, a presença de resíduos de antibióticos foi mais elevada. A maioria das amostras comercializadas no Kuwait está praticamente isenta de resíduos de TCs [29].

Um total de 13 antibióticos, incluindo TCs, foram analisados, através de um ensaio microbiano e LC, em diferentes tipos de alimentos coreanos. Obtiveram-se produtos agrícolas e da pesca (459 tipos), incluindo carne de vaca, carne de porco, frango (n=88), enguia, peixe chato, peixe-pedra, dourada, perca e ostra. Os níveis de OTC na carne de porco e na enguia foram de 0,01 e 0,05 mg kg^{-1} , respetivamente. Na enguia e na ostra, as concentrações de ampicilina foram de 0,4 e 0,32 mg kg^{-1} , respetivamente. Na carne de bovino, a concentração de tilosina foi de 0,05 mg kg^{-1} . Os níveis de OTC eram inferiores ao LMR recomendado pelo Código Alimentar Coreano [30].

No que diz respeito ao leite, num estudo sobre o leite na República Checa, foi avaliada a presença de resíduos de OTC, TC e CTC em amostras de leite a granel (n = 57) e em amostras de reboques de camiões-cisterna (n = 113). O rastreio inicial foi efectuado através de um teste rápido específico Milk

Tetrasensor Kit e os resultados foram confirmados por LC-UV. Embora os resultados do rastreio tenham revelado que nenhuma das amostras continha resíduos de TC, a análise por LC confirmou a presença de baixas concentrações de TC. Todas as amostras analisadas apresentaram resíduos de CT, tendo sido detectados resíduos de OTC em 50,6% das amostras analisadas e nenhuma das amostras revelou a presença de CTC [31].

Dez antibióticos (cloranfenicol, tianfenicol, OTC, TC, CTC, metaciclina, doxiciclina, cefoperazona, ceftriaxona e cefaclor) foram determinados em 36 amostras de leite obtidas em supermercados locais na China, através de um método analítico que utiliza extração SPE seguida de UPLC-DAD. Os resultados mostraram que uma amostra apresentava vestígios de cefoperazona a níveis de 0,5 pg L-1 [32].

Foi desenvolvida uma abordagem para monitorizar potenciais contaminantes químicos no mel por LC-ESI- MS/MS, tendo sido pesquisado um total de 42 antibióticos (5 TCs, 7 macrólidos, 3 aminoglicosídeos, 8 в-lactâmicos, 2 anfenicóis e 17 sulfonamidas). As amostras de mel eram de diferentes origens geográficas (EUA, Ásia e Europa) e de diferentes tipos (flor, floresta, acácia, girassol, trevo, pinheiro). As amostras de mel positivas estavam frequentemente contaminadas por mais do que uma classe de medicamentos, salientando assim a utilidade desta abordagem de rastreio múltiplo para garantir a qualidade do mel [33].

Num estudo grego, foram determinados resíduos de CT no mel e, das amostras examinadas, 29% eram positivas, estando 20,3% destas contaminadas com mais do que um dos derivados de CT observados. A maioria das amostras continha resíduos entre 0,018 e 0,055 mg kg^{-1} de mel, enquanto algumas outras tinham resíduos superiores a 0,100 mg kg^{-1} . Os resultados mostram que os resíduos de tetraciclina no mel grego estão presentes e possivelmente influenciam as propriedades protectoras naturais deste alimento medicinal [34].

Sheridan et al. [35] também analisaram méis para a presença de 14 antibacterianos sulfonamidas e cloranfenicol por análise LC-MS-MS. Foram analisadas cento e dezasseis amostras de mel recolhidas de 2005 a 2007, provenientes de 25 países diferentes. Foram encontrados cinco compostos-alvo diferentes no mel de 13 países diferentes. Trinta e oito por cento destas amostras continham pelo menos um antibiótico não aprovado, variando de 0,7 a 132 ng L^{-1} .

Conclusões

É de grande interesse desenvolver procedimentos analíticos capazes de determinar com exatidão as concentrações de antibióticos nos tecidos animais e avaliar a sua presença em produtos animais comestíveis, devido às exigências da UE no sentido de proteger a saúde humana. Neste capítulo, são apresentados os resultados de estudos de investigação relativos à presença de resíduos de TCs em alimentos de origem animal provenientes de Portugal.

Nenhuma das amostras de leite, mel e salmão analisadas continha TCs. OTC foi detectado numa amostra de músculo em concentrações violativas, 193,0 pg kg^{-1} , ou seja, valores acima do LMR estabelecido para amostras de músculo (100 pg kg^{-1}).

Apesar da baixa frequência de contaminação observada, para minimizar o impacto na saúde pública da utilização de antibióticos em animais destinados à produção de alimentos, são essenciais dados sobre a presença de resíduos em tecidos comestíveis, a fim de contribuir para futuras práticas sustentáveis e evitar a disseminação da resistência bacteriana.

Em conclusão, os programas de vigilância de monitorização contínua a nível mundial são da maior importância para garantir a segurança alimentar, proteger a saúde pública e salvaguardar a eficácia futura dos antibióticos.

Agradecimentos

Este trabalho foi realizado com o apoio financeiro, que se agradece, da FCT e do FEDER/ POCTI.

CAPÍTULO 2 - RESÍDUOS DE FLUOROQUINOLONAS EM MÚSCULO DE AVES DE CAPOEIRA E SUÍNOS EM PORTUGAL

Devido às fortes implicações na segurança alimentar, o controlo dos resíduos de fluoroquinolonas, nomeadamente enrofloxacina (ENR), ciprofloxacina (CIP), norfloxacina (NOR) e sarafloxacina (SARA), na carne de aves e suínos deve ser realizado para verificar a conformidade dos níveis de contaminação com os limites máximos de resíduos estabelecidos pelo Regulamento (UE) n.º 37/2010 da Comissão, de 22 de dezembro de 2009. Um total de 98 amostras de aves de capoeira, incluindo músculo de frango e peru, e 50 amostras de carne de suíno de origem portuguesa foram analisadas utilizando metodologias analíticas sensíveis e fiáveis baseadas na extração em fase sólida (SPE) seguida de cromatografia líquida (LC) com deteção de fluorescência (FD). Das amostras de frango e peru analisadas, 44,2% e 37,8%, respetivamente, estavam contaminadas. Os níveis encontrados nas amostras de aves de capoeira analisadas foram inferiores a 114,2 e 87,6 Lig kg^{-1} em amostras de músculo de frango e peru, respetivamente. Uma amostra positiva de frango estava contaminada com ENR em níveis superiores ao LMR. Apenas duas amostras apresentaram resíduos de ENR a 30 e 42 pg kg^{-1} , valores abaixo do limite máximo legal de resíduos.

Introdução

Os antibióticos tornaram-se uma parte integrante da indústria de produção animal e podem ser utilizados terapeuticamente para tratar doenças ou profilaticamente para as prevenir. As fluoroquinolonas (FQ) são um grupo de antibióticos altamente potentes com um amplo espetro de atividade contra agentes patogénicos Gram-negativos e Gram-positivos [36], sendo, por conseguinte, amplamente utilizadas na medicina humana e veterinária.

O risco mais proeminente para a saúde humana associado à criação intensiva de animais e à utilização de antibióticos é a resistência bacteriana. Em particular, a utilização de FQs em animais tem gerado uma preocupação crescente devido ao aumento da resistência microbiana a estes medicamentos. A Organização Mundial de Saúde (OMS) [37] e a Food and Drug Administration (FDA) [38] impuseram severas restrições ao uso veterinário de FQs, dadas as preocupações com as bactérias resistentes aos medicamentos e o possível fracasso da terapia antibiótica humana.

Após a autorização de FQs para uso veterinário, observou-se um aumento substancial da resistência ao ácido nalidíxico em *Campylobacter* e *Salmonella*, e em

Salmonella typhimurium DT104 multi-resistente [39]. Além disso, a exposição à FQ decorrente da prescrição generalizada é um fator de risco modificável para a resistência à FQ em *Psedomonas aeruginosa* [40]. Por conseguinte, a determinação de resíduos de FQ em tecidos de aves de capoeira continua a ser uma prioridade elevada devido ao aumento da resistência microbiana observada para estes compostos.

Os suínos, as aves de capoeira e a carne de bovino representam a principal produção de carne de Portugal. Além disso, aqui o rácio de vendas de FQs/produção de carne é o mais elevado dos estados-membros da UE. Três toneladas de FQs foram utilizadas para fins veterinários na produção de 663.000 toneladas de carne [39]. A procura e o consumo de carne de aves de capoeira também aumentaram nos últimos anos. Em Portugal, durante 2008, observou-se um grande consumo de carne de aves de capoeira, 32,7 kg por pessoa por ano [41]. Para além disso, a carne de suíno é a mais consumida em Portugal, com 46,3 kg por pessoa por ano durante 2009 [41]. Estes factos levaram-nos a investigar a presença de resíduos de antibióticos FQ em músculo de aves e suínos em Portugal.

A enrofloxacina (ENR) e a difloxacina são utilizadas apenas em animais, enquanto outras FQ, por exemplo a norfloxacina (NOR) e a ciprofloxacina (CIP), são utilizadas apenas em medicina humana. No entanto, a CIP é o principal metabolito da ENR (o produto desetilado) e está presente nos géneros alimentícios; e a difloxacina é completamente metabolizada em sarafloxacina (SARA). Embora, na UE, a NOR não esteja autorizada como medicamento veterinário, é motivo de grande preocupação porque foi detectada em tecidos animais [42].

Para salvaguardar a saúde humana, a União Europeia (UE) estabeleceu limites máximos de resíduos (LMR) seguros para medicamentos veterinários em géneros alimentícios de origem animal a nível comunitário ao abrigo do Regulamento (UE) n.º 37/2010 da Comissão [26]. De acordo com este regulamento, o LMR estabelecido para o ENR em músculo de aves de capoeira e suínos é de 100 Lig kg^{-1} para a soma do ENR e do seu metabolito CIP.

É necessário um controlo eficaz das matrizes alimentares para garantir que não estão presentes a níveis que possam representar riscos para a saúde dos consumidores [43]. Por conseguinte, é necessária uma metodologia analítica adequada, que deve proporcionar sensibilidade suficiente e a capacidade de confirmar a identidade destes compostos em amostras de animais produtores de géneros alimentícios.

Estão descritos na literatura científica muitos métodos analíticos para a determinação de resíduos de FQs em animais destinados à produção de alimentos. A maioria destes métodos baseia-se em métodos de cromatografia líquida (LC) que utilizam a deteção por UV [44], fluorescência (FD) [45,46] ou espetrometria de massa (MS) [47,48]. Devido à sua especificidade, a espetrometria de massa é uma técnica de confirmação poderosa, mas é, no entanto, dispendiosa e, por conseguinte, não está disponível para todos os laboratórios. No caso de fármacos fluorescentes, por exemplo FQs, devido à sua seletividade e sensibilidade, a FD é uma abordagem de deteção muito boa. Dada a complexidade destas amostras, é normalmente necessária uma etapa de limpeza, baseada em procedimentos de extração em fase sólida (SPE), para obter amostras em branco limpas [49].

O objetivo deste trabalho foi desenvolver e validar metodologias analíticas sensíveis, precisas e robustas para a determinação de resíduos de FQ na carne de aves de capoeira e de suíno. Posteriormente, os métodos foram utilizados para avaliar a ocorrência de FQs em aves de capoeira [50] e carne de suíno [51] de origem portuguesa.

Procedimentos experimentais

Amostragem

Aves de capoeira
Um total de 61 amostras de frango e 37 amostras de peru, adquiridas nos mercados locais de Coimbra e Porto, nas zonas centro e norte de Portugal, foram recolhidas durante um ano. O músculo do frango e do peru foi depois separado da pele e dos ossos e homogeneizado num homogeneizador. O músculo picado foi armazenado a -20°C e cada amostra foi descongelada antes da análise [50].

Suínos
Cinquenta amostras de músculo de suíno (lombo) foram adquiridas em matadouros de Lisboa (10), Porto (10), Coimbra (10), região do Alentejo (10), e em mercados locais de Coimbra (10). O músculo suíno foi homogeneizado e depois armazenado a -20°C; cada amostra foi descongelada antes da análise [51].

Extração e limpeza

Aves de capoeira
As amostras em bruto foram transferidas para um tubo de centrifugação de polipropileno e misturadas durante 15 minutos com 7 mL de 0,15 mol L de^{-1} HCl,

utilizando um banho de ultra-sons. Após centrifugação (10 min, 13.000 g a 5°C), o sobrenadante foi vertido para um segundo tubo limpo. O passo de extração foi repetido duas vezes e os sobrenadantes foram agrupados.

O cartucho Oasis HLB 200 mg *6 mL foi previamente tratado com 2 mL de metanol seguido de 2 mL de água Milli-Q, a um caudal de 1-2 mL min^{-1} , utilizando uma fonte de vácuo ligada ao cartucho. Após a passagem do extrato da amostra (~ 14 mL), o cartucho foi lavado com 3 mL de água Milli-Q e os compostos foram eluídos com 2 mL de metanol.

O eluato foi concentrado até à secura sob uma corrente suave de azoto e redissolvido em ácido sulfúrico 0,005 mol L^{-1} .

Suínos

Da amostra previamente preparada, 1 g foi transferido para um tubo de centrifugação de polipropileno e misturado durante 15 min com 5 mL de HCl 0,15 mol L^{-1} , utilizando um banho de ultra-sons. Nesta altura, foram adicionados 0,2 mL de solução metanólica de TCA a 20% e misturados com vórtex durante 20 s. Após centrifugação (20 min, 13 000 * g a 5 °C), foram recuperados 2,5 mL do sobrenadante e diluídos com 2,5 mL de solução de ácido cítrico, pH 4,2.

Um cartucho Oasis MCX, 60 mg * 3 mL, foi previamente condicionado com 1 mL de metanol, 1 mL de água Milli-Q e 1 mL de solução de ácido cítrico, pH 4,2, a um caudal de 1-2 mL/min. Após a passagem do extrato de amostra diluído, o cartucho foi lavado com 6 mL de solução de ácido cítrico a 5%, pH 4,2, 2 mL de água Milli-Q, 4 mL de solução de amoníaco a 5% e 2 mL de metanol. Finalmente, os compostos foram eluídos com 2 mL de solução de amoníaco-metanólica a 5%. O eluato foi concentrado até à secura sob uma corrente suave de azoto e redissolvido em 0,5 mL de ácido sulfúrico 0,005 mol L^{-1} . Após filtração através de um

Filtro de seringa de celulose regenerada de 0,22 um, 50 ,uL desta solução foram injetados no sistema LC.

Cromatografia líquida com deteção fluorimétrica (LC-FD)

O método LC foi desenvolvido utilizando um sistema LC e um detetor de fluorescência (FD) que funciona com um comprimento de onda de excitação de 278 nm e um comprimento de onda de emissão de 450 nm. A NOR, a ENR, a CIP e a SARA foram eluídas isocraticamente utilizando uma fase móvel constituída por uma solução de 0,025 mol L^{-1} H$_3$PO$_4$, ajustada a pH 3,0 com hidróxido de tetrabutilamónio, e metanol (78:22) através de uma coluna de fase reversa (TSKgel ODS-80Ts, 4,6 mm x 25 mm; partículas de 5 gm). O sistema LC foi operado a 40°C e o caudal foi de 1 mL min^{-1} .

Resultados e discussão

Resultados da validação

Aves de capoeira

As curvas de calibração foram obtidas por regressão linear dos mínimos quadrados da área do pico em função da concentração. A ENR, a CIP e a NOR apresentaram uma boa resposta linear no intervalo de 0,625 a 12,5 ng injetados e a SARA no intervalo de 1,25 a 15,0 ng injetados. Os valores médios dos coeficientes de correlação (r^2) foram superiores a 0,9989 para todos os FQ.

Os limites de quantificação (LOQ) destas FQ, expressos como o nível mais baixo testado com RSD aceitável, foram 15 Lig kg^{-1} para ENR, CIP e NOR, e 30 Lig kg^{-1} para SARA.

A recuperação e a precisão do método foram avaliadas através da análise de seis amostras enriquecidas com ENR, CIP, NOR e SARA em três níveis diferentes de fortificação, 50, 100 e 150 gg kg^{-1} , em três dias diferentes (n=18). Nas nossas condições, as recuperações estimadas da extração de tecidos musculares de galinha contaminados para os quatro FQs atingiram valores elevados, variando entre 68,9 e 93% [50].

A precisão inter-dia e intra-dia foi estabelecida para seis medições de amostras de frango com as quatro substâncias a analisar em três níveis de fortificação, efectuadas no mesmo dia e em três dias diferentes, respetivamente. O desvio-padrão relativo (RSD) para as três concentrações de adição foi inferior a 12,7%, demonstrando a boa precisão do método [50].

Suínos

As curvas de calibração foram obtidas por regressão linear dos mínimos quadrados da área do pico em relação à concentração. A linearidade da resposta para CIP e ENR foi verificada em triplicado com sete concentrações, 25, 50, 100, 150, 200, 500 e 1000 цд kg^{-1} , os valores médios dos coeficientes de correlação (r^2) foram 0,9982 para CIP e 0,9987 para ENR. Esta curva de calibração envolveu 0, 0,5, 1, 1,5 e 2 pontos de LMR com o objetivo de calcular os valores CCa. (limite de decisão) e CCв (capacidade de deteção). Por conseguinte, os valores CCa. e CCв calculados, com um valor SD de 7 em ambos os casos e um valor LMR de 100 цд kg^{-1} , foram 111,5 e 123 цд kg^{-1} , respetivamente. Para investigar se os constituintes naturais do músculo de suíno interferem com a quantificação, foram efectuados gráficos de calibração paralelos obtidos a partir de padrões extraídos da matriz e à base de solvente. Os níveis estudados foram 25, 50, 100, 150, 200, 500 e 1000 ng mL^{-1} . A análise de covariância para cada FQ mostrou que os valores *F calculados* eram inferiores aos *F* Snedecor tabelados, indicando que ambas as rectas eram paralelas ($P < 0,05$) e, por conseguinte, o efeito da matriz é negligenciável.

Os LOQs destes FQs, expressos como o nível mais baixo testado com RSD aceitável e uma boa relação sinal/ruído (S/N), maior ou igual a S/N 10:3 sempre, foram 25 цд kg^{-1} para CIP e ENR.

Os estudos de recuperação foram efectuados com tecidos musculares de suínos em branco, enriquecidos com soluções-padrão a um nível de concentração adequado, e deixou-se repousar no escuro durante 30 minutos à temperatura ambiente para permitir a interação total entre os antibióticos e a amostra antes da análise.

A recuperação e a precisão do método foram avaliadas através da análise de seis amostras com CIP e ENR em três níveis diferentes de fortificação, 50, 100 e 150 pg kg^{-1} , correspondentes a 0,5, 1 e 1,5 LMR, em três dias diferentes ($n = 18$). Nas nossas condições, as recuperações de extração estimadas a partir de tecidos musculares de suínos contaminados foram superiores a 70 e 85% para CIP e ENR, respetivamente, e todos os valores de RSD foram inferiores a 7%. As precisões inter-dia e intra-dia foram estabelecidas da mesma forma, efectuadas no mesmo dia e em três dias diferentes, respetivamente. O RSD para as três concentrações de adição foi inferior a 7% em todos os ensaios, o que demonstra a boa precisão do método.

Aplicação a amostras reais

Aves de capoeira

O método foi utilizado para avaliar a presença de resíduos de ENR, CIP, NOR e SARA em 61 amostras de músculo de frango e 37 de peru. Das 98 amostras de carne de aves de capoeira analisadas, 41 (41,8%) continham níveis detectáveis de resíduos de FQ; 44,2% e 37,8% das amostras de frango e peru, respetivamente, foram consideradas contaminadas [50].

A presença de ENR foi observada em 20 amostras de frango e 10 de peru, mas o seu metabolito, CIP, não foi detectado em nenhuma das amostras analisadas. Doze amostras de frango e quatro de peru continham resíduos de NOR. A SARA foi detectada em cinco amostras de frango e três de peru. Sete amostras de frango e três amostras de peru continham resíduos de ENR e NOR, todas as outras amostras continham níveis detectáveis de apenas um resíduo (Quadro 1 e Quadro 2).

Os níveis de FQ variaram de 20,9 a 114,2 gg kg^{-1} em amostras de frango e de 36,5 a 87,6 gg kg^{-1} em amostras de peru. Os níveis médios de contaminação por FQ encontrados nas amostras de músculo de frango e de peru foram semelhantes, 33,4 e 27,6 gg kg^{-1} , respetivamente. A ENR variou entre 20,9 e 114,2 gg kg^{-1} e entre 37,6 e 87,6 gg kg^{-1} em amostras de frango e peru, respetivamente. A NOR variou entre 22,1 e 81,2 gg kg^{-1} e entre 36,5 e 66,3 gg kg^{-1} em amostras de frango e peru, respetivamente. Finalmente, a SARA variou entre 33 e 70,32 gg kg^{-1} nas amostras de frango e entre 54,9 e 82,9 gg kg^{-1} nas amostras de peru (Quadro 1 e Quadro 2).

Table 1. Prevalência e níveis de FQs em amostras de músculo de galinha.

Antibiotic	N(%) of positive samples			Range (ug kg^{-1})			Mean±SD (ug kg^{-1})		
	Total (N=61)	Coimbra (N=28)	Porto (N=33)	Total	Coimbra	Porto	Total	Coimbra	Porto
ENR	20 (32.8)	11 (39.3)	9 (27.3)	20.9 – 114.2	20.9 – 87.6	41.9 – 114.2	46.6±34.8	39.5±30.1	55.6±39.4
CIP	—	—	—	—	—	—	—	—	—
NOR	10 (16.4)	7 (25.0)	5 (15.2)	22.1 – 81.2	22.1 – 81.2	30.6 – 61.8	20.0±25.1	21.4±26.9	18.3±23.8
SARA	5 (8.2)	2 (7.1)	3 (9.1)	33.0 – 70.3	33.0 – 55.9	39.8 – 70.3	8.8±19.8	5.9±16.2	12.5±24.0
FQs sum	27 (44.2)	15 (53.6)	12 (36.4)	20.9 – 164.9	20.9 – 138.3	39.8 – 164.9	75.5±36.1	66.8±31.2	86.3±40.1

Table 2. Prevalência e níveis de FQs em amostras de músculo de peru.

Antibiotic	N(%) of positive samples			Range (ug kg^{-1})			Mean±SD (ug kg^{-1})		
	Total (N=61)	Coimbra (N=28)	Porto (N=33)	Total	Coimbra	Porto	Total	Coimbra	Porto
ENR	11 (29.7)	4 (25.0)	7 (33.3)	37.6 – 84.1	39.0 – 87.6	37.6 – 84.1	48.1±31.1	48.5±32.4	47.9±32.3
CIP	—	—	—	—	—	—	—	—	—
NOR	4 (10.8)	1 (6.25)	3 (14.3)	36.5 – 80.6	41.9	36.5 – 80.6	16.1±28.2	8.4±18.7	20.4±32.6
SARA	2 (5.4)	1 (6.25)	1 (4.8)	54.9 – 67.6	54.9	67.6	8.8±22.4	11.0±24.6	7.5±22.5
FQs sum	13 (35.1)	5 (31.3)	9 (42.9)	37.6 – 164.7	39 – 87.6	37.6 – 164.7	73.0±35.0	67.8±23.3	75.8±41.1

A frequência total de contaminação de amostras de frango com FQs foi mais elevada em Coimbra (53,6%) do que no Porto (36,4%). No entanto, não foram encontradas diferenças significativas entre as frequências de cada FQ, para ambos os tipos de amostras, nestas regiões. Os níveis médios de contaminação do frango com ENR, SARA e QFs totais foram mais elevados no Porto. Não foram encontradas diferenças significativas nos níveis de contaminação presentes nas amostras de peru recolhidas nas regiões de Coimbra e Porto (Tabela 1 e Tabela 2).

A comparação com os dados de ocorrência de FQ a nível europeu e internacional é difícil porque, de acordo com o nosso conhecimento, existem poucos estudos disponíveis na literatura científica. Tanto quanto sabemos, apenas foram publicados até à data dois estudos sobre a contaminação por FQ de tecidos comestíveis de aves de capoeira, recolhidos no Irão e na Arábia Saudita.

No estudo realizado no Irão [52], todas as 90 amostras continham resíduos de ENR e as amostras de 24% das explorações continham resíduos de ENR acima dos LMR. Oito (8,88%), 12 (13,33%) e 22 (24,44%) amostras de músculo, fígado e rim, respetivamente, continham resíduos de ENR acima dos LMR. As concentrações médias de ENR nas amostras de músculo, fígado e rim foram de 18,32±32,29, 18,34 ±12,36 e 26,06±19,52 gg kg^{-1} , respetivamente. Este estudo confirmou a utilização incorrecta generalizada de ENR nas explorações agrícolas e a não aplicação dos intervalos de segurança recomendados.

No estudo realizado na Arábia Saudita, a NOR foi detectada em 35,0% e 56,7% dos músculos e fígados de frango, respetivamente. A gama de concentrações médias foi de 80-1000 gg kg-1 e 110-1030 gg kg-1 para o músculo e o fígado de frango, respetivamente, representando um risco para os consumidores [42].

Um dos aspectos mais importantes da avaliação dos riscos das substâncias químicas é a determinação do grau de exposição do organismo humano. A ingestão diária estimada (EDI) foi calculada para os níveis médios de contaminação de cada resíduo de FQ e para a sua soma nas amostras de aves de capoeira analisadas. Considerando os resultados obtidos neste estudo, para todas as amostras recolhidas em Coimbra e no Porto, a contaminação média das amostras de ENR, NOR e SARA foi de 19,7, 7,8 e 3,7 gg kg^{-1} , e para o total de FQs a média foi de 31,2 gg kg^{-1}.

Por outro lado, de acordo com dados do INE, a ingestão de carne de aves de capoeira pela população portuguesa durante 2008 foi de 32,7 kg por pessoa por ano, o que significa 89,6 g por pessoa por dia. Assumindo estes valores, e que um corpo adulto pesa 60 kg, a ingestão diária estimada (EDI) de ENR, NOR e SARA pela população portuguesa é de 29,4, 11,6 e 5,5 ng kg^{-1} peso corporal por dia, e para o total de FQs foi de 46,5 ng kg^{-1} peso corporal por dia (Quadro 3).

Foi também calculado o EDI para o pior nível de contaminação neste estudo. Verificou-se que uma amostra de frango estava contaminada com 114,2 e 50,7 Lig kg^{-1} ENR e NOR, respetivamente, o que corresponde a uma EDI de 170 e 75 ng kg^{-1} peso corporal por dia, respetivamente, e 246 ng kg^{-1} peso corporal por dia para o total de ENR e NOR. A dose diária microbiologicamente aceitável (DDA) para ENR é de 6,2 gg kg^{-1} peso corporal por dia [53]. Esta ingestão não foi excedida pela DDA para ENR para a amostra mais contaminada, que representa aproximadamente 3% da DDA microbiológica estabelecida.

Table 3. Estimativa das doses diárias determinadas para as amostras de aves de capoeira.

Antibiotic	Poultry samples	
	Mean (µg kg^{-1})	EDI^a (ng kg^{-1} bw day^{-1})
ENR	19.7	29.4
NOR	7.8	11.6
SARA	3.7	5.5
Total FQs	31.2	46.5

O IDI foi calculado utilizando a equação IDI = (Ec) ($CN^l D K_1$), em que $£c$ é a concentração de resíduos nas amostras analisadas (gg kg^{-1}), C é a ingestão média anual por pessoa, N é o número total de amostras analisadas, D é o número de dias num ano e K é o peso corporal médio, que foi considerado 60 kg.

Suínos

A presença de resíduos de CIP e ENR foi avaliada em 50 amostras de músculo de suínos. Apenas duas amostras (4%) foram consideradas contaminadas com resíduos de FQ acima do LOQ [51]. Apenas a presença de ENR foi observada nestas duas amostras, não tendo o seu metabolito, CIP, sido detectado em nenhuma das amostras analisadas. Os níveis de ENR foram de 30 e 42 jarros kg^{-1}. Uma amostra contaminada era originária de um matadouro de Coimbra e a outra foi comprada no mercado local de Coimbra [51].

Conclusões

As metodologias desenvolvidas têm um bom desempenho analítico para a determinação simultânea das FQs seleccionadas no que diz respeito à recuperação, sensibilidade, seletividade e repetibilidade. A deteção por fluorescência é uma ferramenta poderosa para a monitorização de rotina destes resíduos em amostras de músculo de aves e suínos em Portugal.

A frequência de contaminação foi de 44,2% e 37,8% para as amostras de frango e peru, respetivamente. Para as amostras de aves de capoeira analisadas, os níveis de contaminação foram inferiores a 114,2 e 87,6 gg kg^{-1} nas amostras de músculo de frango e peru, respetivamente. Apenas uma amostra positiva de frango estava contaminada com ENR em níveis superiores ao LMR. De acordo com o cálculo do IDI, não existe risco para a população portuguesa. Relativamente às amostras de suínos, apenas duas (4%) estavam contaminadas com resíduos de ENR a níveis de 30 e 42 gg kg^{-1}.

Agradecimentos

Os autores agradecem à FCT/POCI (FEDER) pelo apoio financeiro a este estudo. J. Blesa está grato à Oficina de Investigacion Sanitaria de la Conselleria de Sanitat de la Comunitat Valenciana (Espanha) pelo apoio financeiro para a sua estadia de investigação. Os autores agradecem à FCT/POCI (FEDER) o apoio financeiro para a realização deste estudo e a bolsa de doutoramento concedida a L.J.G. Silva (SFRH/BPD/62877/2009).

CAPÍTULO 3 - ANTIBIÓTICOS DE FLUOROQUINOLONA E TETRACICLINA NUM SISTEMA DE AQUACULTURA E NO MEIO AQUÁTICO

O crescimento da aquacultura nos últimos anos é amplamente reconhecido como uma das principais fontes de antibióticos, principalmente fluoroquinolonas (FQ) e tetraciclinas (TC), no ambiente aquático; e, consequentemente, aumentando o risco do surgimento de resistência bacteriana a antibióticos e promovendo a disseminação de genes resistentes. Este estudo teve como objetivo (1) desenvolver e validar um método multi-resíduos para a determinação e quantificação de ciprofloxacina (CIP), difloxacina (DIFL), enrofloxacina (ENR), norfloxacina (NOR), sarafloxacina (SARA) e oxitetraciclina (OXY) em águas de aquacultura e massas de água circundantes e (2) fornecer os primeiros dados portugueses a utilizar na avaliação do risco de efeitos adversos. Para além disso, foi também avaliado o potencial impacto ambiental destes antibióticos nos organismos aquáticos, pertencentes a diferentes níveis tróficos, quando expostos às águas de aquacultura estudadas. A estratégia analítica incluiu a extração em fase sólida (SPE) através de cartuchos Oasis HLB, e a deteção e quantificação por cromatografia líquida com espetrometria de massa em tandem (LC/MS^n). Os limites de deteção do método (MDL) e os limites de quantificação do método (MQL) situaram-se na gama de 0,7-3,0 ng L^{-1} e 2,4-10,0 ng L^{-1} , respetivamente. As recuperações variaram entre 57,4 e 122,8%. O método foi aplicado a 31 amostras de água recolhidas de uma aquacultura e de massas de água circundantes localizadas no norte de Portugal. Foram detectados resíduos de todos os antibióticos, exceto SARA e DIFL, em concentrações que variaram de 3,0 a 75,1 ng L^{-1} . A norfloxacina foi o antibiótico com maior frequência e concentração. Relativamente à avaliação do impacto ambiental (AIA), foi observado um quociente de risco superior a um para a NOR.

Introdução

Prevê-se que a população mundial atinja 9 mil milhões de pessoas até 2050, e o sector mundial de produção de alimentos precisa de assegurar a alimentação e a nutrição da população em crescimento através do aumento da produção e da redução dos resíduos. Globalmente, o peixe representa atualmente cerca de 16,6% do fornecimento de proteínas animais e 6,5% de todas as proteínas para consumo humano [54]. O peixe é geralmente pobre em gorduras saturadas, hidratos de carbono e colesterol e fornece não só proteínas de alto valor, mas também uma vasta gama de micronutrientes essenciais, incluindo várias vitaminas, minerais e ácidos gordos polinsaturados ómega 3 [54].

Nos últimos 20 anos, a aquicultura industrial quadruplicou em todo o mundo, e prevê-se que este crescimento da aquicultura aumente a um ritmo ainda mais rápido no futuro, estimulado pelo esgotamento das pescas e pela globalização das fontes de abastecimento alimentar. Em 2030, quase dois terços do marisco ingerido serão criados em viveiros [55,56]. Este sector em crescimento abrange uma vasta gama de espécies e métodos, desde sistemas tradicionais simples a sistemas de produção intensiva à escala industrial [57-59]. Tais práticas podem resultar numa utilização intensiva de antibióticos que potencialmente contaminarão o ambiente em níveis elevados, justificando uma preocupação crescente [60,61].

Na Europa, apenas 14 medicamentos estão autorizados e aprovados para a aquicultura, incluindo 7 medicamentos antibióticos (amoxicilina, florfenicol, flumequina, ácido oxolínico, oxitetraciclina (OXY), sarafloxacina (SARA) e sulfadiazina/trimetoprim) [62]. As fluoroquinolonas (FQ) e as tetraciclinas (TC), para além de serem utilizadas na terapia humana [56,57,63-65], são também antibióticos veterinários amplamente utilizados e eficazes para prevenir e tratar doenças dos peixes [66]. Assim, a FQ e a TC foram seleccionadas como fármacos alvo para o presente estudo. Em Portugal (2011), o consumo total de FQ foi de 22,42 toneladas, com 9,02 toneladas para medicina veterinária. Os dados de consumo mais elevados relativos a este grupo devem-se principalmente à ciprofloxacina (CIP) (10,94 toneladas, medicina humana) e à enrofloxacina (ENR) (8,39 toneladas, medicina veterinária). Quanto às CT, apenas 1 % do consumo total está ligado à medicina humana; em 2011, o OXY representou 30 % (13,33 toneladas) do total de CT, mas em 2010 representou 60 % (46,54 toneladas) da utilização total de CT [67]. A libertação de antibióticos no ambiente pode ter impactos ecológicos graves, uma vez que até 90% destes antibióticos são excretados inalterados. Estes resíduos podem contaminar as águas superficiais, as águas subterrâneas, os sedimentos e o biota [57,68]. A utilização excessiva, juntamente com o seu potencial para entrar no ambiente, exige uma atenção urgente no que diz respeito ao impacto ambiental e à avaliação dos riscos, de acordo com as directrizes implementadas (International

Cooperação para a Harmonização dos Requisitos Técnicos de Registo dos Medicamentos Veterinários (VICH SC)).

A FQ e a TC, com baixos coeficientes de partição octanol-água (log Kow, -2,8671,283), são relativamente hidrofílicas e tendem a ter uma elevada solubilidade em água e baixos factores de bioconcentração para a vida aquática. No entanto, estes fármacos podem formar complexos catiónicos divalentes com Ca^{2+} e Mg^{2+} e também adsorver-se a solos e sedimentos, levando à persistência ambiental. Relativamente aos coeficientes de partição do carbono orgânico do solo (log Koc), a norfloxacina (NOR) (1,964) tem claramente o valor mais baixo em comparação com todos os outros compostos que se situam no intervalo de 3,379 a 5,261. Evidentemente, a NOR apresenta uma menor adsorção ao sedimento [69-72].

A Organização das Nações Unidas para a Alimentação e a Agricultura (FAO), a Organização Mundial de Saúde (OMS), o Gabinete Internacional de Epizootias (OIE) e vários governos nacionais levantaram a questão da utilização irresponsável de antibióticos nas indústrias de peixe, com especial preocupação pelos riscos potenciais para a saúde pública [62]. A contaminação aquática por estes antibióticos persistentes resultou na emergência de resistência bacteriana e no subsequente desenvolvimento de agentes patogénicos mais resistentes e virulentos nos ambientes expostos [59]. Vários estudos documentaram níveis elevados de resistência bacteriana no ambiente circundante dos sistemas de produção aquícola, indicando um problema de saúde global [63,65,73]. O aparecimento de resistência bacteriana representa uma das principais ameaças emergentes para a saúde humana e é, de longe, o maior risco para os seres humanos de terem resíduos de medicamentos no ambiente [62]. Um forte sistema de vigilância coordenada do consumo de agentes antimicrobianos em medicina veterinária permitiria aos decisores políticos decidir a melhor forma de enfrentar a ameaça crescente da resistência bacteriana.

Embora as autoridades do sector das pescas tenham indicado a utilização excessiva de FQ e TC em aquacultura, bem como as suas consequências [66], persiste a falta de informação sobre a utilização em aquacultura e, tanto quanto sabemos, relativamente a Portugal, não existem dados aparentes sobre resíduos de FQ e TC em sistemas de aquacultura ou no meio aquático. Este estudo teve como objetivo desenvolver e validar um método analítico multiresíduos simples, preciso e sensível, compreendendo uma extração em fase sólida (SPE) com cartuchos Oasis HLB e cromatografia líquida com deteção de massa em tandem (LC/MS^n) para a determinação de CIP, difloxacina (DIFL), ENR, NOR, SARA e OXY em águas de aquacultura e águas superficiais circundantes. Para além disso, foi também avaliado o potencial impacto ambiental destes antibióticos nos organismos aquáticos, pertencentes a diferentes níveis tróficos, quando expostos às águas de aquacultura estudadas, fornecendo os primeiros dados portugueses [74].

Procedimentos experimentais

Amostragem

Trinta e uma amostras foram recolhidas de novembro de 2010 a maio de 2012 num sistema de aquacultura de trutas localizado no norte de Portugal. A exploração de água doce, baseada em tanques e localizada junto ao rio Caima, utilizando a sua água, efectua monocultura intensiva de trutas, com uma produção média de 40 toneladas/ano, e utiliza ração comercial em pellets. A água doce do rio é conduzida através de toda a aquacultura, passando por todos os tanques de peixes, em volume controlado, e depois entregue diretamente na bacia hidrográfica. Foram identificados vários locais de interesse ao longo do ribeiro, como se pode ver na Figura 1. Foram obtidas amostras de água (1 L) em 5 pontos diferentes: no rio, 250 m a montante do sistema de aquacultura (5 amostras); na entrada da aquacultura (7 amostras); num tanque de trutas (9 amostras); na saída da aquacultura (7 amostras), e 250 m a jusante da aquacultura (3 amostras). Após a recolha em garrafas de plástico esterilizadas, as amostras foram refrigeradas durante o transporte e, à chegada ao laboratório, foram armazenadas a 4°C até à análise. Antes da SPE, as amostras foram subsequentemente filtradas a vácuo através de filtros de membrana de poliamida, 0,45 pm e 0,2 pm e, de seguida, foram adicionados 300 ml de 54 mg de EDTA e acidificados a pH 2 com ácido fosfórico [74].

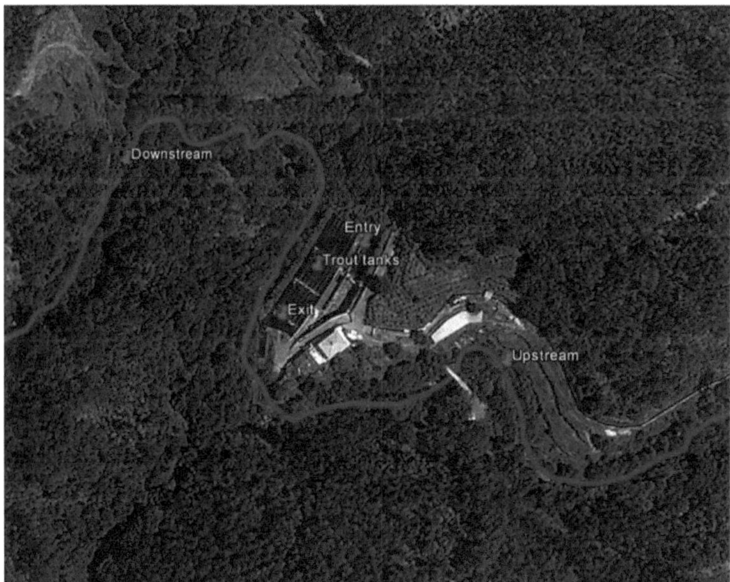

Figura 1. Mapa da área estudada e localização dos locais de amostragem.

Extração em fase sólida (SPE) e análise LC/MS ^{n}

A SPE foi efectuada através de cartuchos Oasis HLB (200 mg, 6 ml), previamente condicionados com 2 ml de metanol, seguidos de 2 ml de água Milli-Q. Após o carregamento da amostra (300 ml), os cartuchos foram lavados com 2 ml de água Milli-Q, deixados a secar durante 15 minutos e eluídos com 2 ml de metanol. Finalmente, o eluato foi evaporado até à secura sob uma corrente de azoto, a 45 °C.

Para a análise LC/MS^n , o eluato seco foi recolhido em 300 ці metanol:água (1:2). Um sistema de cromatografia líquida de espetrometria de massa *em tandem* (LC-MS/MS), foi montado com uma coluna analítica, Pursuit UPS C18 (2,1 mm i.d. x 50 mm, 2,4 цт), da Varian, e uma coluna de guarda (2,1 mm i.d. x 10 mm, 3 цт) das mesmas características. O equipamento foi equipado com um loop de amostra de 10 ці, e a separação foi alcançada a uma taxa de fluxo de 300 pl / min, usando um gradiente de metanol e ácido fórmico 10 mM em água Milli-Q: 25% de metanol, aumentando para 50% de metanol em 8 min, depois para 100% de metanol em 9 min e mantendo até 10 min; no final da corrida cromatográfica, a coluna reequilibrou as condições iniciais em 1 min e estabilizou por 8 min. Para a deteção, foi utilizado um espetrómetro de massa de armadilha de iões Varian 500 MS com ionização por electrospray (ESI). Os parâmetros do equipamento foram devidamente ajustados para obter a quantidade máxima de iões precursores que entram na armadilha de iões: tempo de retenção, ião precursor, ião produto MS^2 , modo de ionização, tensão capilar, carga de radiofrequência (RF) e tensão de dissociação induzida por colisão (CID) (Tabela 4). O software utilizado para o processamento de dados foi o Varian MS Workstation versão 6.9.1. A confirmação de resultados positivos em amostras reais foi efectuada por comparação dos espectros MS/MS com padrões autênticos e pela definição de dois a três qualificadores e critérios de tolerância de 20%. A quantificação de cada antibiótico baseou-se na principal caraterística MS^2 transição ião precursor/produto (Quadro 4).

Table 4. Parâmetros MS/MS utilizados para a análise dos antibióticos.

Antibiotic	Rt (min)	Percursor ion (m/z)	MS² product ion (m/z)	Ionization mode	Capillary voltage (V)	RF[a] loading (%)	CID[b] voltage (V)
NOR	4.27	320.0	276.1	ESI +	78.0	86	0.75
CIP	4.71	332.0	288.1	ESI +	65.0	88	1.30
OXY	4.91	461.0	426.0	ESI +	68.0	69	0.90
ENR	5.23	360.0	316.0	ESI +	135.0	85	1.47
DIFL	5.62	400.0	356.0	ESI +	90.0	63	2.00
SARA	5.88	386.0	342.1	ESI +	90.0	94	1.50

[a]RF loading - Carga de radiofrequência.
[b]Tensão CID - Tensão de dissociação induzida por colisão.

Análise estatística

As análises estatísticas completas foram efectuadas utilizando o GraphPad Prism (6.01, GraphPad Software, Inc., San Diego, EUA). Para testar se os conjuntos de dados tinham uma distribuição gaussiana, foi utilizado o teste de normalidade D'Agostino-Pearson. Uma vez que a maioria dos conjuntos de dados não tinha uma distribuição normal, com variâncias não homogéneas, foram aplicados testes não paramétricos. Para a comparação entre cada um e o total de antibióticos nos diferentes locais de amostragem, foi utilizado o teste de Kruskal-Wallis com o pós-teste de Dunn. O nível de significância estatística foi fixado em $p < 0{,}05$ [75].

Avaliação do impacto ambiental

A avaliação do impacto ambiental (AIA) baseia-se na abordagem do quociente de risco (QR), que, no nosso estudo, é o rácio entre a concentração ambiental medida nas águas superficiais ($MEC_{surfacewater}$) e a concentração previsível sem efeitos (PNEC) em organismos não visados, utilizando três níveis tróficos diferentes representativos do ecossistema aquático (algas, dafnídeos e peixes). Os valores de $MEC_{surfacewater}$, utilizando o pior cenário, foram contabilizados pelas concentrações individuais máximas de produtos farmacêuticos encontradas em todas as amostras. Os valores PNEC foram calculados dividindo os pontos finais de toxicidade a curto prazo mais baixos disponíveis na literatura, para o teste de imobilização de dáfnias (EC_{50}) e para o teste de toxicidade aguda em peixes (LC_{50}), por um fator de avaliação (AF) de 100 ou 1000, respetivamente. No que diz respeito às algas, foi selecionado o teste de inibição do crescimento (CE_{50}) e, uma vez que estavam disponíveis valores experimentais limitados, foi selecionado um fator de 1000 [3]. Quando não estavam disponíveis valores experimentais, foram utilizados os valores L(E)c50 estimados com o ECOSAR 1.11. Se a QR for igual ou superior a 1, existe uma situação de risco ambiental potencial, ao passo que quando os valores são inferiores a 1, não se prevê qualquer risco.

Resultados e discussão

Resultados da validação

Após o pré-tratamento da amostra, SPE e LC/MS^n otimização, foi realizada uma validação completa abrangendo sensibilidade, gama linear, exatidão, precisão e características de efeito de matriz que estão resumidas na Tabela 5 [74]. A linearidade foi estudada utilizando calibrações em água Milli-Q de 5 níveis de concentração: 5, 10, 50, 150 e 300 ng L^{-1} (n=3). A linearidade, obtida para cada composto, nas soluções-padrão de trabalho, foi fiável, como demonstrado pelo facto de os coeficientes de correlação (r^2) terem variado entre 0,991 e 1.

Os limites de deteção (MDL) e de quantificação (MQL) do método foram estimados como a concentração que dá uma relação sinal/ruído (S/N) de 3 e de 10, respetivamente. Os valores de MDL e MQL variaram de 0,7 a 3,0 ng L^{-1} e de 2,4 a 10,0 ng L^{-1}, respetivamente. Estes valores são considerados fiáveis, de acordo com outros métodos desenvolvidos para o mesmo fim [76-85].

Os efeitos de matriz foram acedidos comparando as recuperações em água Milli-Q marcada e em amostras marcadas (n=3). O OXY apresentou um efeito de matriz significativo (51%), enquanto o CIP, NOR, ENR, SARA e DIFL apresentaram 1,77, 6,91, 14,17, 23,49 e 29,81%, respetivamente. Este facto é provavelmente explicado pelos componentes da matriz co-extraídos que suprimiram o sinal do analito.

A exatidão e a precisão foram testadas em quatro níveis de fortificação: 10, 50, 100 e 300 ng L^{-1} (n=3). As taxas de recuperação de todos os antibióticos foram superiores a 57,4%. Os valores intradiários (repetibilidade) e interdiários (precisão intermédia) situaram-se no intervalo de 0,2 a 15,6% e 1,2 a 16,6%, respetivamente.

Table 5. Dados de validação obtidos para os antibióticos estudados em amostras adicionadas.

Antibiotic	MDL (ng L⁻¹)	MQL (ng L⁻¹)	Matrix matched linearity (r^2)	Spiking level (ng L⁻¹)	Recovery (%)	RSD within day (%)	RSD between days (%)
NOR	0.7	2.4	0.989	10	102.3	9.8	5.1
				50	92.5	12.2	3.4
				100	65.3	3.5	14.3
				300	76.7	10.5	4.2
CIP	0.9	2.9	0.995	10	63.8	16.3	4.3
				50	67.2	15.6	2.9
				100	57.4	1.9	12.8
				300	66.1	0.3	7.6
OXY	3.0	10.0	0.990	10	58.5	14.3	13.2
				50	66.4	15.1	16.4
				100	82.6	12.7	1.2
				300	122.8	4.6	13.1
ENR	1.0	3.4	0.997	10	80.8	6.7	15.2
				50	74.8	4.7	13.7
				100	70.1	1.7	10.1
				300	67.5	0.2	8.6
DIFL	1.6	5.3	0.99	10	77.4	9.5	12.7
				50	76.1	6.3	16.6
				100	87.0	7.7	12.3
				300	74.2	6.7	7.5
SARA	1.5	5.0	0.996	10	72.8	5.4	7.9
				50	73.1	2.1	1.7
				100	71.2	2.0	13.1
				300	74.2	6.7	2.6

Aplicação a amostras reais

O método analítico foi desenvolvido e validado com êxito para a deteção de NOR, CIP, OXY, ENR, DIFL e SARA em amostras de água de aquicultura [74]. A fim de avaliar a contaminação do ambiente circundante, foram recolhidas amostras no rio a montante e a jusante do local de aquicultura, à entrada dos tanques de peixes, a partir dos tanques de peixes e no fluxo de água que sai diretamente dos tanques de peixes (efluentes). Enquanto que a amostragem a montante e à entrada foi realizada para melhor avaliar a possível contaminação do meio aquático neste rio, as amostragens nos tanques de peixes e à saída pretenderam controlar o uso de antibióticos nesta aquacultura e, finalmente, com a amostragem a jusante pretendeu-se verificar o seu impacto na bacia hidrográfica.

A Tabela 6 apresenta um resumo da frequência e das concentrações detectadas dos antibióticos seleccionados na amostra estudada. Os resultados mostraram que 4 dos 6 antibióticos foram detectados, nomeadamente NOR, CIP, OXY e ENR, em 87% das amostras contaminadas com dois ou mais antibióticos. O DIFL e o SARA nunca foram detectados. A NOR, utilizada exclusivamente em medicina humana, foi inesperadamente encontrada em 90,3% do total das amostras, com uma concentração média global de 24,6 ng L^{-1} e até 75,1 ng L^{-1} numa amostra recolhida num tanque de trutas. De facto, nos tanques de trutas, a concentração média de NOR (29,1 ng L^{-1}) foi numericamente mais elevada do que na amostragem a montante (27,9 ng L^{-1}) e também mais elevada do que os níveis encontrados em amostras à entrada da aquicultura (20,6 ng L^{-1}). A presença de NOR nas amostras a montante pode ser atribuída a uma descarga de águas residuais ou a uma utilização incorrecta na produção animal. O ENR, utilizado exclusivamente em medicina veterinária, foi o segundo antibiótico mais prevalente (74,2%), com um nível médio global de 4,4 ng L^{-1}. Embora o CIP só esteja autorizado para medicina humana, este medicamento é o principal metabolito do ENR após a sua desetilação. Assim, os nossos resultados mostraram que o CIP estava presente em 54,8% das amostras, com uma média global de 4,4 ng L^{-1}. Finalmente, o OXY foi encontrado em 19,4% das amostras, com uma média global de 5,5 ng L^{-1}. Uma vez que os antibióticos com maior consumo são o CIP, o OXY e o ENR, o facto de a NOR ter sido encontrada com maiores frequências e concentrações está provavelmente relacionado com os baixos valores de log Koc, promovendo concentrações mais elevadas no compartimento da água.

De um modo geral, embora tenham sido detectadas elevadas frequências de contaminação, os níveis de concentração foram consistentemente baixos. Para além disso, observou-se que as concentrações de antibióticos, tanto individualmente como no total, eram relativamente estáveis entre os diferentes locais de amostragem e não eram marcadamente diferentes. Não foi observada qualquer significância estatística durante as diferentes campanhas de amostragem.

Tabela 6. Frequência (%) e concentrações detectadas (ng L^{-1}) nas amostras estudadas.

Sample site	NOR	CIP	OXY	ENR	DIFL	SARA
Upstream 1	7.4	n.d.	n.d.	<MQL	n.d.	n.d.
Upstream 2	23.0	n.d.	n.d.	<MQL	n.d.	n.d.
Upstream 3	11.4	3.9	n.d.	<MQL	n.d.	n.d.
Upstream 4	69.7	4.9	n.d.	4.9	n.d.	n.d.
Upstream 5	n.d.	n.d.	n.d.	<MQL	n.d.	n.d.
Frequency	80.0	40.0	-	100	-	-
Mean	27.9	4.4	-	1.8	-	-
Entry 1	14.1	n.d.	n.d.	4.6	n.d.	n.d.
Entry 2	n.d.	n.d.	n.d.	n.d.	n.d.	n.d.
Entry 3	13.3	3.9	n.d.	4.3	n.d.	n.d.
Entry 4	32.4	n.d.	<MQL	5.3	n.d.	n.d.
Entry 5	23.0	<MQL	<MQL	4.4	n.d.	n.d.
Entry 6	22.9	3.7	n.d.	23.2	n.d.	n.d.
Entry 7	17.7	5.4	n.d.	n.d.	n.d.	n.d.
Frequency	85.7	57.1	28.6	71.4	-	-
Mean	20.6	3.5	3.0	8.4	-	-
Trout tank 1	n.d.	n.d.	n.d.	n.d.	n.d.	n.d.
Trout tank 2	6.3	<MQL	<MQL	4.8	n.d.	n.d.
Trout tank 3	27.4	<MQL	n.d.	5.2	n.d.	n.d.
Trout tank 4	34.3	n.d.	<MQL	<MQL	n.d.	n.d.
Trout tank 5	5.4	<MQL	n.d.	n.d.	n.d.	n.d.
Trout tank 6	75.1	n.d.	n.d.	9.3	n.d.	n.d.
Trout tank 7	51.5	4.0	n.d.	n.d.	n.d.	n.d.
Trout tank 8	11.4	n.d.	n.d.	n.d.	n.d.	n.d.
Trout tank 9	21.1	n.d.	n.d.	<MQL	n.d.	n.d.
Frequency	88.9	44.4	22.2	55.6	-	-
Mean	29.1	1.7	3.0	4.3	-	-
Exit 1	23.3	<MQL	n.d.	n.d.	n.d.	n.d.
Exit 2	38.8	3.0	11.9	4.0	n.d.	n.d.
Exit 3	8.6	n.d.	n.d.	8.2	n.d.	n.d.
Exit 4	10.2	5.4	n.d.	<MQL	n.d.	n.d.
Exit 5	8.2	3.7	n.d.	4.8	n.d.	n.d.
Exit 6	27.8	<MQL	n.d.	<MQL	n.d.	n.d.
Exit 7	26.4	11.7	n.d.	n.d.	n.d.	n.d.
Frequency	100	85.7	14.3	71.4	-	-
Mean	20.5	4.3	11.9	3.8	-	-
Downstream 1	30.6	n.d.	n.d.	8.0	n.d.	n.d.
Downstream 2	24.2	19.1	9.1	<MQL	n.d.	n.d.
Downstream 3	24.4	n.d.	n.d.	<MQL	n.d.	n.d.
Frequency	100	33.3	33.3	100	-	-
Mean	26.4	19.1	9.1	3.3	-	-
Total frequency	90.3	54.8	19.4	74.2	-	-
Total mean	24.6	4.4	5.5	4.4	-	-

n.d. – Not detected.
MQL – Method quantification limit.
n=3
RSD < 4.2 %

Estes resultados preliminares indicam que, provavelmente, existe uma contaminação a montante do local de aquacultura, possivelmente devido a uma descarga de águas residuais ou a uma exploração animal. Além disso, uma vez que a FQ e a TC, devido às suas propriedades físico-químicas, são capazes de se quelar com iões metálicos e de se adsorver aos sedimentos [70]. A grande variabilidade do nível da água pode promover a ressuspensão e o transporte de sedimentos, com a consequente remobilização desses antibióticos, promovendo uma contaminação mais ampla e inesperada do ambiente aquático circundante [86]. Uma vez que não existiam dados aparentes sobre a utilização de antibióticos nesta aquacultura que permitissem uma melhor avaliação da utilização de antibióticos, é obrigatória a realização de mais estudos, nomeadamente sobre a incidência nos sedimentos.

Os dados sobre a utilização de antibióticos em aquacultura são escassos. Na maioria dos países da América do Norte e da Europa, o licenciamento e a regulamentação do uso de antibióticos em aquacultura são rigorosamente aplicados e a sua utilização é orientada por profissionais veterinários. No entanto, uma grande parte da produção aquícola mundial (90%) tem lugar em países insuficientemente regulamentados e com uma fiscalização limitada no que respeita à autorização da utilização de agentes antimicrobianos nos animais [57,58].

Embora poucos estudos tenham relatado a utilização de FQ e TC em aquacultura, alguns investigadores [87] analisaram 9 amostras de peixe comercializado adquirido em Espanha e foram detectados resíduos de OXY em 4 amostras, tendo numa delas a concentração atingido 60 pg kg^{-1}. Na Tailândia, 20% das 35 amostras de camarão analisadas continham FQ; estes resultados não eram inesperados, uma vez que Dufresne e Fouquet (2007) referiram que estes compostos se encontravam entre os antibióticos mais utilizados nas explorações de camarão na Tailândia. Em 2007, a Food and Drug Administration (FDA) dos Estados Unidos teve de bloquear temporariamente as vendas de 5 produtos da aquacultura provenientes da China por conterem, entre outros resíduos, FQ [71].

O aparecimento de resistência bacteriana é um importante problema social europeu e mundial, que envolve muitos sectores diferentes, incluindo a medicina, a medicina veterinária, a criação de animais, a agricultura, o ambiente e o comércio. Não pode ser resolvido com êxito através de esforços sectoriais isolados. As medidas de redução dos riscos, relacionadas com um risco identificado para um medicamento veterinário utilizado em explorações piscícolas, só seriam eficazes em países onde as autoridades locais monitorizam a utilização de produtos e as descargas das instalações de aquacultura [62].

Cerca de 20 anos após o início da aquicultura industrial, surgiram provas da transferência de determinantes de resistência bacteriana entre bactérias aquáticas, incluindo agentes patogénicos dos peixes, e agentes patogénicos humanos. As evidências históricas parecem indicar que, na criação de animais terrestres, este processo demorou mais tempo, sugerindo que, no ambiente aquático, a resistência pode ser adquirida mais rapidamente, o que coloca um problema ainda maior para a utilização de antibióticos na aquicultura [56]. Uma das principais preocupações em torno da libertação de FQ e TC nas águas superficiais é a sua potencial bioacumulação nos solos/sedimentos e no biota, atrasando a sua biodegradação e prolongando o contacto direto com os microrganismos, com concentrações que aumentam o aparecimento de resistência bacteriana, mesmo a níveis sub-inibitórios [56,88,89]. Estes factos são realçados pelos resultados de um estudo concomitante, que mostra que esta aquicultura é um reservatório/veículo para bactérias patogénicas resistentes a antibióticos, incluindo FQ e TC, de relevância para a saúde humana e animal [90].

Avaliação do impacto ambiental

Os dados acima referidos relativos à ocorrência e ao destino dos antibióticos são cruciais para melhorar a AIA de modo a avaliar as consequências sanitárias, ecológicas e económicas. A maioria das listas de prioridades de produtos farmacêuticos baseia-se no conceito de AIA, que tem em conta o efeito potencial de um determinado produto farmacêutico e o seu nível de exposição [91]. Para o efeito, o QR pode ser um instrumento útil, como se verificou anteriormente [91-93]. No entanto, a substituição de PEC por MEC permite avaliar os riscos colocados pelos produtos farmacêuticos num cenário mais realista [94-97].

Deve ter-se em conta que a escolha dos dados afecta obviamente o resultado. Os valores PNEC (juntamente com os factores de avaliação utilizados) e o RQ considerado para cada analito são apresentados no Quadro 7. De acordo com os nossos resultados, o CIP apresentou um QR superior a 1 (2,851) relativamente às algas; por conseguinte, é de esperar um risco para este nível trófico. Além disso, pode esperar-se um certo risco para o ENR com um RQ calculado para as algas entre 0,1 e 1, mais precisamente, 0,473. As algas parecem ser o nível trófico mais sensível. Tanto quanto se sabe, existe pouca informação disponível sobre a ecotoxicidade individual destes compostos; no entanto, deve notar-se que, dada a sua presença ambiental em misturas, e tendo em conta os seus mecanismos farmacológicos semelhantes, podem ocorrer efeitos aditivos ou mesmo sinérgicos, pelo que o perigo real pode ser maior do que o calculado.

Esta avaliação de risco tem as suas limitações devido à falta de estudos toxicológicos disponíveis, no entanto, esta avaliação, de acordo com as directrizes da EMA [3], representa uma contribuição para avaliar o risco ecotoxicológico que estes produtos farmacêuticos representam para os organismos aquáticos.

40

Tabela 7. Concentrações ambientais máximas (MEC), PNEC e RQ para algas, dafnídeos e peixes para os antibióticos estudados.

Pharmaceutical	MEC (ng L^{-1})	PNEC (ng L^{-1}) algae	RQ algae	PNEC (ng L^{-1}) daphnids	RQ daphnids	PNEC (ng L^{-1}) fish	RQ fish
Ciprofloxacin	19.1	6.7 [a] [98]	2.851	653 000 [a] [99]	0.000	13 131 424 [a, b]	0.000
Difloxacin	n.d.	242 410 [a, c]	-	2 490 990 [a, b]	-	2 271 464 [a, b]	-
Enrofloxacin	23.2	49 [a] [100]	0.473	567 000 [a] [101]	0.000	4 922 627 [a, b]	0.000
Norfloxacin	75.1	10 400 [a] [102]	0.007	298 800 [a] [103]	0.000	20 081 000 [a, b]	0.000
Sarafloxacin	n.d.	16 000 [a] [104]	-	3 228 030 [a, b]	-	3 016 736 [a, b]	-
Oxytetracycline	11.9	170 [a] [103]	0.070	226 400 [a] [103]	0.000	110 100 [a] [101]	0.000

[a] AF=1000

[b] LC50 foi estimado com o ECOSAR[c] EC50 foi estimado com o ECOSAR n.d. - Não detectado

Conclusões

Uma metodologia analítica baseada na utilização de SPE/LC-MS^n , desenvolvida e validada para a determinação e quantificação de NOR, CIP, OXY, ENR, DIFL e SARA, demonstrou ser sensível, exacta e fiável para a estimativa em águas de aquacultura e águas superficiais circundantes. De acordo com os nossos resultados preliminares numa aquacultura portuguesa, as concentrações de antibióticos diminuíram pela seguinte ordem: NOR, ENR, CIP e OXY. A NOR apresentou uma concentração média global de 24,6 ng L^{-1} . Uma vez que a NOR se destina exclusivamente a uso humano, a sua presença pode ser atribuída a uma descarga de águas residuais ou a uma utilização incorrecta na produção animal.

As algas foram o nível trófico mais sensível a estes antibióticos e o CIP apresentou um RQ superior a 1 (2,851), sugerindo que este nível trófico pode estar em risco. Uma vez que os dados sobre a utilização de antibióticos em aquacultura são escassos, é de grande importância continuar estes estudos noutros sistemas de aquacultura, no ambiente aquático circundante, nos sedimentos e nos peixes, para melhor avaliar a contaminação dos peixes de aquacultura e o seu impacto ambiental em Portugal. Isto permitirá minimizar as pressões crescentes devido ao aumento desta importante atividade económica. Mesmo que em níveis vestigiais, a emergência de resistência bacteriana é uma realidade e um importante problema de saúde pública, pelo que as medidas de mitigação de risco só serão eficazes se forem implementados programas de monitorização. Estes resultados contribuirão, a nível da UE, para a promoção de uma utilização prudente dos agentes antimicrobianos.

Agradecimentos

Os autores agradecem à Fundação para a Ciência e a Tecnologia (FCT), através dos projectos vPEst-OE/SAU/UI0177/2011 e PTDC/AAC-AMB/120889/2010 o apoio financeiro, e à bolsa de pós-doutoramento concedida a L.J.G. Silva (SFRH/BPD/62877/2009). Os autores agradecem também ao IAREN - "Instituto da Água da Região Norte" pela análise de MS.

CAPÍTULO 4 - ANTIBIÓTICOS DE FLUOROQUINOLONA E TETRACICLINA EM ÁGUAS RESIDUAIS HOSPITALARES E MUNICIPAIS

O principal objetivo deste trabalho foi a determinação de resíduos dos antibióticos fluoroquinolonas (FQs), nomeadamente ofloxacina (OFLO), norfloxacina (NOR), ciprofloxacina (CIP), e enrofloxacina (ENR) e tetraciclinas (TCs), minociclina (MIN), tetraciclina (TC) e o seu epímero epitetraciclina (ETC), e doxiciclina (DC), em 4 efluentes de águas residuais hospitalares e o seu destino em estações de tratamento de águas residuais (ETAR), em Coimbra, Portugal.

Após acidificação a pH 4,5 e adição de EDTA, as FQs foram extraídas num cartucho de permuta aniónica em conjunto com um cartucho Oasis HLB. O método LC-FD, desenvolvido em estudos anteriores, baseou-se na aplicação de uma coluna monolítica C18. A determinação analítica dos TCs foi efectuada por extração em fase sólida (SPE) seguida de cromatografia líquida com deteção de fluorescência (LC-FD). Foi utilizado um sistema de gradiente com uma fase móvel contendo ácido oxálico 0,02 M e acetonitrilo. Após derivatização pós-coluna com reagente de magnésio, os TC foram detectados a X_{exc} 386 nm e $^\wedge_{em}$ 500 nm.

As metodologias propostas permitiram uma boa sensibilidade, exatidão e precisão. Relativamente aos FQs, o limite de quantificação (LOQ) do método foi de 250 ng L^{-1} para OFLO, 25 ng L^{-1} para NOR e CIP, e 50 ng L^{-1} para ENR. A recuperação média variou entre 75 e 121% para OFLO, NOR, CIP e ENR. Relativamente aos CT, os LOQ foram de 0,5 pg L^{-1} para ETC e TC, e de 15 pg L^{-1} e 5 pg L^{-1} para MIN e DC, respetivamente. Os valores de recuperação variaram entre 66,4 e 117,1% e a repetibilidade intra-dia e inter-dia foi inferior a 6,8%.

Um total de 14 amostras compostas de águas residuais foram analisadas quanto a FQs em quatro efluentes hospitalares e em amostras de afluentes e efluentes de uma estação de tratamento de águas residuais em Coimbra, Portugal, durante a primavera e o outono. A CIP esteve presente em todas as amostras, a NOR foi a segunda mais frequentemente detectada, seguida da OFLO. O ENR foi encontrado em concentrações abaixo do LOQ em cinco amostras hospitalares, e o nível mais elevado foi encontrado no afluente da ETAR.

Os CT foram avaliados em 24 amostras compostas de águas residuais obtidas dos mesmos hospitais e ETAR. O MIN e o CT foram encontrados em 41,7% das amostras, enquanto o ETC e o DC foram encontrados em 25% e 8,3% das amostras, respetivamente. Os níveis encontrados variaram entre 6 pg L^{-1} e 531,7 pg L^{-1} nos efluentes hospitalares, enquanto que as suas concentrações nas ETAR variaram entre 95,8 pg L^{-1} e 915,3 pg L^{-1}. Observou-se também uma influência sazonal nas concentrações encontradas, sendo os níveis encontrados nas amostras recolhidas durante a primavera superiores aos observados nas amostras recolhidas durante o outono. A taxa de remoção da ETAR variou entre 89,5% e 100%.

Introdução

Os produtos farmacêuticos são contaminantes ambientais emergentes que causaram uma preocupação crescente nos últimos anos, porque os estudos indicaram a presença de antibióticos nas águas residuais hospitalares e municipais [96,97] que podem entrar nos sistemas aquáticos. Foram encontrados resíduos de antibióticos numa vasta gama de amostras ambientais, incluindo águas superficiais, águas subterrâneas e água potável [105]. A seleção e o desenvolvimento de bactérias resistentes aos antibióticos é uma das maiores preocupações relativamente à utilização de antibióticos [106]. Apesar das grandes quantidades utilizadas, os dados publicados sobre as quantidades e os padrões de utilização de antibióticos são escassos.

Geralmente, as fluoroquinolonas (FQ) são prescritas em medicina humana entre 300-600 mg por dia para tratamento terapêutico do doente. As tetraciclinas (TC) são prescritas na medicina humana entre 300-1000 mg por dia. As FQ são quase excretadas como compostos inalterados na urina e são, consequentemente, descarregadas nos esgotos hospitalares ou nas águas residuais municipais [107]. Após a administração de TCs, uma quantidade significativa é excretada como metabolitos activos e descarregada nos sistemas de águas residuais municipais [108]. Como estes compostos ainda estão activos, o destino final destes antibióticos é uma questão ambiental importante.

Além disso, espera-se que os efluentes hospitalares contribuam em certa medida para a carga farmacêutica no afluente das estações de tratamento de águas residuais (ETAR), mas a questão é saber até que ponto essa contribuição é significativa [109]. As concentrações de antibióticos calculadas e medidas nos efluentes hospitalares são da mesma ordem de grandeza que as concentrações inibitórias mínimas para bactérias patogénicas susceptíveis [110].

Dependendo do tratamento das águas residuais, encontram-se diferentes concentrações dos compostos activos após o tratamento e são transportados para os sistemas aquáticos [92,105,111,112]. De acordo com a DQA da UE, são necessários dados adicionais sobre a ocorrência de antibióticos em cursos de água que recebem grandes quantidades de água de ETAR locais, como os rios costeiros. A cidade de

Coimbra, em Portugal, com um elevado número de hospitais e uma elevada taxa de população, poderá contribuir com concentrações consideráveis de antibióticos, nomeadamente CTs, para esses cursos de água.

Os perfis de contaminação dos efluentes hospitalares e dos afluentes/efluentes das ETARs para os cursos de água são essenciais, dada a limitada informação disponível e as preocupações levantadas pelas organizações oficiais. Em estudos anteriores, a ciprofloxacina (CIP) e a enrofloxacina (ENR) foram detectadas no rio Mondego, em Coimbra, Portugal, com níveis que variaram entre 67 e 119,2 ng L^{-1} [113]. Além disso, foram detectados níveis elevados de antibióticos fluoroquinolona (FQ) (até 11000 ng L^{-1} de ciprofloxacina) em efluentes de hospitais de Coimbra e em afluentes/efluentes de ETAR locais, mostrando dependência sazonal e remoção incompleta por meio de tratamento de resíduos [49].

Foram desenvolvidos vários métodos analíticos para extrair, concentrar e quantificar resíduos de FQ em amostras ambientais de água. Há relatos da utilização de extração em fase sólida (SPE) para a extração e concentração de FQ e análise por cromatografia líquida (LC) com deteção de fluorescência (FD) [112,114], deteção de ultravioleta (UV) [115] e deteção por espetrometria de massa (MS) [116] ou espetrometria de massa em tandem (MS- MS) [117]. Relativamente aos TC, a sua análise em amostras de águas de superfície baseia-se geralmente na determinação de vários resíduos, juntamente com outros antibióticos ou mesmo outros produtos farmacêuticos [108]. A LC tornou-se a técnica de eleição para a análise multiclasse, especialmente quando acoplada à espetrometria de massa (LC-MS) e à MS em tandem (LC-MS-MS). No entanto, devido à complexidade da matriz, na maioria dos casos é necessária uma etapa de extração para limpeza e pré-concentração da amostra antes da análise, a fim de alcançar a sensibilidade necessária [118]. A eletroforese capilar foi também referida para a determinação de antibióticos em amostras ambientais [119].

O objetivo desta investigação foi determinar a ocorrência e o destino dos FQs e TCs nas ETARs portuguesas para uma melhor compreensão das potenciais implicações ambientais. O nosso trabalho centrou-se na determinação destes antibióticos em quatro efluentes de águas residuais hospitalares, e em ETAR de entrada e de saída, em Coimbra, Portugal, a fim de seguir as principais rotas de contaminação, avaliar a influência sazonal e a eficiência de remoção das ETAR [49,120].

Procedimentos experimentais

Amostragem

Foram recolhidas amostras compostas de 24 horas de águas residuais dos quatro hospitais situados em Coimbra e dos afluentes e efluentes da estação de tratamento de águas residuais local, durante a primavera e o outono de 2007. As amostras de águas residuais foram recolhidas em frascos de vidro âmbar e mantidas numa geleira com gelo durante o transporte. Após a entrega no laboratório, as amostras foram filtradas através de filtros de fibra de vidro de 0,45-um, para remover a matéria em suspensão, e armazenadas no escuro a 4° C até à extração, que ocorreu no prazo de dois dias [49,120].

Extração e limpeza

Fluoroquinolonas

Antes da extração, as amostras de águas residuais foram filtradas através de filtros de membrana de 0,2 gm. Após acidificação a pH 4,5 e adição de EDTA, foram extraídas através de um cartucho de permuta aniónica em conjunto com um cartucho Oasis HLB. Os cartuchos foram previamente pré-condicionados com 2 mL de metanol seguidos de 2 mL de ácido cítrico (pH 4,0). As amostras foram percoladas a um caudal de aproximadamente 3 mL min^{-1} . Após a percolação da amostra, os cartuchos foram secos durante algum tempo e, em seguida, o cartucho SAX foi removido e o passo de lavagem foi efectuado apenas com o cartucho Oasis HLB. O cartucho foi lavado com 2 mL de ácido cítrico (pH 4,0) e 20 mL de água Milli-Q a pH 4,2. Em seguida, foram secos sob vácuo durante 15 minutos. Subsequentemente, os analitos foram eluídos com 4 mL de metanol.

Tetraciclinas

O pH das amostras foi ajustado para 3,4 com ácido fórmico e foi adicionado Na_2EDTA. De seguida, as amostras foram percoladas através de cartuchos SPE Oasis HLB 200 mg, previamente tratados com 5 mL de metanol, 5 mL de água desionizada e 5 mL de tampão de ácido fórmico a pH 3,4. Em seguida, 250 mL de amostra foram passados através do cartucho, e 10 mL de uma mistura de água:metanol (95:5) foram utilizados para a etapa de lavagem. Os TCs foram eluídos com uma mistura de metanol com 1% de ácido trifluoroacético.

Antes da injeção no sistema cromatográfico, o eluato metanólico foi concentrado até à secura sob uma corrente suave de azoto, redissolvido na fase móvel e filtrado através de um filtro de membrana de 0,45 µm.

Cromatografia líquida com deteção fluorimétrica (LC-FD)

Fluoroquinolonas

O método LC-FD aqui descrito foi efectuado com um comprimento de onda de excitação de 278 nm e um comprimento de onda de emissão de 450 nm. Os quatro FQs foram eluídos isocraticamente com uma solução de ácido fosfórico 0,025 mol L^{-1} (pH ajustado a 3,0 com TBA):metanol:acetonitrilo 920:70:10 (v/v) como fase móvel. A análise foi efectuada numa coluna monolítica (Chromolith Performance RP-18e; 100^x 4,6 mm) com um caudal de 1,2 mL min^{-1} e à temperatura ambiente.

Tetraciclinas

A separação analítica foi efectuada numa coluna C8 de fase reversa utilizando eluição gradiente com solução de ácido oxálico 0,02 M como fase móvel A e acetonitrilo como fase móvel B. A fase móvel B foi aumentada linearmente de 10% para 40% B em 7 min. Em seguida, foi aumentada linearmente até 50% em 0,5 min e mantida constantemente até 12,9 min. Depois disso, as condições iniciais foram mantidas durante 10 minutos. O caudal foi mantido a 1,0 mL min^{-1} .

Para produzir um complexo altamente fluorescente, foi realizada uma reação pós-coluna com acetato de magnésio em tampão de ácido bórico de pH 9,0, optimizada por Pena et al. (1999). Este reagente foi administrado a um caudal de 0,5 mL min^{-1} utilizando uma peça em T colocada entre a saída da coluna de LC e o detetor. A deteção fluorimétrica foi efectuada a um comprimento de onda de excitação de 386 nm e a um comprimento de onda de emissão de 500 nm, com uma largura de banda espetral de 5 nm para excitação e emissão.

Resultados e discussão

Resultados da validação

Fluoroquinolonas

Na validação do método analítico, foram considerados os critérios de sensibilidade, linearidade, recuperação e precisão, bem como a avaliação dos efeitos da matriz. As curvas de calibração foram preparadas utilizando a análise de regressão linear e, ao longo do intervalo estabelecido, apresentaram bons ajustes. Os coeficientes de regressão médios (r2) foram de 0,9985 para o OFLO, 0,9994 para o NOR, 0,9999 para o CIP e 0,9975 para o ENR.

O limite de deteção (LOD) foi de 85 ng L^{-1} para OFLO, 8,5 ng L^{-1} para NOR e CIP, e 17 ng L^{-1} para ENR. O limite de quantificação (LOQ), calculado como a concentração mais baixa que proporciona repetibilidades superiores a 20%, foi de 250 ng L^{-1} para o OFLO, 25 ng L^{-1} para o NOR e o CIP e 50 ng L^{-1} para o ENR.

A fim de verificar a ausência de potenciais substâncias interferentes em torno do tempo de retenção da FQ e de avaliar a especificidade do método, foram analisadas amostras de água em branco (n = 4). Não foram observadas interferências nas regiões de interesse onde as FQs foram eluídas. Estes resultados demonstram que as matrizes de amostras reais não tiveram qualquer efeito no desempenho do método proposto, que é, por conseguinte, adequado para a análise de níveis vestigiais de FQ em águas residuais.

A exatidão do método foi estudada através da adição de amostras de águas residuais a três níveis de fortificação (100 ng L^{-1} para NOR e CIP, 200 ng L^{-1} para ENR e 1 000 ng L^{-1} para OFLO; 200 ng L^{-1} para NOR e CIP, 400 ng L^{-1} para ENR, e 2.000 ng L^{-1} para OFLO; e 500 ng L^{-1} para NOR e CIP, 1.000 ng L^{-1} para ENR, e 5.000 ng L^{-1} para OFLO). As recuperações médias variaram entre 75 e 121% para o OFLO, a NOR, a CIP e o ENR.

Os dados relativos à exatidão e precisão intradiárias foram determinados analisando, no mesmo dia, três réplicas de uma amostra adicionada a três níveis de fortificação e um branco (para verificar a existência de interferências). A exatidão e a precisão entre dias foram também determinadas extraindo lotes de três níveis de fortificação e analisando-os em três dias consecutivos. Para os três níveis de fortificação, o desvio-padrão relativo para todos os níveis de fortificação em cada dia para cada analito foi inferior a 10%, mostrando uma boa precisão do método.

Tetraciclinas

Com a metodologia apresentada, foi possível obter uma boa separação e resolução para os CTs estudados. Com base em seis determinações paralelas, os tempos de retenção médios e o desvio-padrão (DP) para a minociclina (MIN), a epitetraciclina (ETC), a tetraciclina (TC) e a doxiciclina (DC) foram de 5,89, 7,63, 8,25 e 10,51 min e 0,089, 0,053, 0,08 e 0,027, respetivamente. As curvas de calibração foram preparadas utilizando a análise de regressão linear e, ao longo da gama estabelecida, apresentaram bons ajustes. Os coeficientes de regressão médios (r^2) foram de 0,999 para MIN, 0,996 para ETC, 0,997 para TC e 0,991 para DC.

O limite de quantificação do método proposto, calculado com base em ensaios de redução da dosagem, sendo o LOQ a quantidade mais pequena do composto que pode ser quantificada com exatidão (RSD de 10%), foi de 15 pg L^{-1} para o MIN, 0,5 pg L^{-1} para o ETC e o TC e 5 pg L^{-1} para o DC.

A exatidão foi determinada através do cálculo dos valores médios de recuperação utilizados para cada nível de fortificação das amostras de águas residuais. A exatidão foi avaliada em dois níveis de fortificação para cada composto. Os valores de recuperação, para todos os níveis de fortificação, variaram entre 66,4% e 117,1%. A precisão foi calculada através da repetibilidade intra-dia e da repetibilidade inter-dia. A precisão intra-dia (n=9) e a precisão inter-dia (3 dias não consecutivos) apresentaram RSDs inferiores a 6,8%, demonstrando uma boa precisão. O quadro 8 resume os resultados obtidos para a exatidão e a precisão para os dois níveis de fortificação, para cada antibiótico.

Table 8. Resultados da validação da exatidão e da precisão.

Antibiotic	Spiking level ($\mu g\ L^{-1}$)	Recovery (%)	Precision Intra-day (%RSD)[a]	Precision Inter-day (%RSD)[b]
Minocycline	50	86.0	3.9	5.1
	150	88.7	2.5	3.2
Epitetracycline	5.0	66.4	4.1	3.0
	25.0	72.3	3.7	2.7
Tetracycline	5.0	85.0	4.8	6.8
	25.0	91.0	3.5	3.2
Doxycycline	10.0	117.1	3.1	4.2
	50.0	89.8	5.6	4.0

[a] (n=3) [b] (n=9)

Aplicação a amostras reais

Fluoroquinolonas

Foi analisado um total de 14 amostras de águas residuais recolhidas durante a primavera e o outono em quatro hospitais e de águas afluentes e efluentes de uma estação de tratamento de águas residuais (ETAR). As concentrações medidas da FQ nas amostras estudadas estão resumidas no Quadro 9 e no Quadro 10.

Table 9. Concentrações de FQs em amostras de águas residuais recolhidas durante a primavera.

Sample	Mean concentration (ng L^{-1})			
	OFLO	NOR	CIP	ENR
Hospital 1	2289.0	228.9	2893.0	n.q.
Hospital 2	3008.3	-	1554.5	-
Pediatric hospital	353.3	134.5	1926.9	n.q.
Maternity hospital				
branch 1	-	29.7	10962.5	-
branch 2	10675.5	-	3388.7	-
branch 3	-	n.q.	127.0	n.q.
WWTP				
influent	-	191.2	667.1	447.1
effluent	-	29.6	309.2	211.5

n.q.- não quantificado (< LOQ)

Table 10. Concentrações de FQs em amostras de águas residuais recolhidas durante a estação do outono.

Sample	Mean concentration (ng L^{-1})			
	OFLO	NOR	CIP	ENR
Hospital 1	9451.9	334.0	2927.2	-
Hospital 2	3111.6	197.3	1007.3	n.q.
Pediatric hospital	1585.5	88.5	619.9	-
Maternity hospital				
branch 1	-	301.6	726.3	n.q.
Wastewater treatment plant				
influent	-	455.0	418.8	121.8
effluent	-	35.0	100.8	53.7

n.q.- not quantified (< LOQ)

Relativamente à frequência de deteção, a CIP foi encontrada em todas as amostras analisadas (100%), a NOR em 79% e a OFLO em 50%. Não foi surpreendente que a concentração mais elevada tenha sido para CIP e OFLO, que se presume serem antibióticos de influência humana. Estes resultados sublinham a importância do desenvolvimento deste tipo de estudo de monitorização. Como mencionado acima, foram encontrados altos níveis de CIP e OFLO, variando de 100,8 a 10.962,5 ng L^{-1} e 353,3 a 10.675,5 ng L^{-1} , respetivamente. O NOR estava presente em concentrações entre 29,6 e 455,0 ng L^{-1} . O ENR foi encontrado no afluente da ETAR, com uma frequência de 29%, variando entre 53,7 e 447,0 ng L^{-1} , e foi detectado abaixo do LOQ em cinco amostras de águas residuais hospitalares.

Na Alemanha, Hartmann et al. [121] também comunicaram a presença de FQs em águas residuais hospitalares, em concentrações que variam entre 3 e 87 pg L^{-1} . Na Suécia [107], a CIP foi detectada entre 3,6 e 101,0 pg L^{-1} em águas residuais hospitalares e, num estudo realizado nos EUA [105], a OFLO e a CIP foram detectadas em concentrações de 4.90034.500 ng L^{-1} e 850-2.000 ng L^{-1} , respetivamente.

Foram observadas diferenças nas águas residuais dos diferentes hospitais. Nos hospitais 1 e 3, foram detectados OFLO, NOR e CIP em ambas as estações. NOR e CIP também foram detectados no ramo 1 do hospital 4 durante a primavera e o outono.

Foi observada uma influência sazonal na frequência de deteção de FQs em águas residuais hospitalares, que foi evidente especialmente para OFLO, NOR e CIP. Os resultados obtidos nos hospitais 1 e 2, em ambas as estações, mostram valores comparáveis de CIP e NOR, com exceção do OFLO. Na água do hospital 2, a presença de NOR não foi observada nas amostras recolhidas durante a primavera, e o OFLO estava presente numa concentração mais elevada durante o outono na água do hospital 1.

No hospital 3, o nível CIP foi três vezes mais elevado durante a primavera e o nível OFLO foi aproximadamente cinco vezes mais elevado durante o outono.

No que diz respeito às amostras do hospital 4, embora tenha sido impossível recolher amostras nos três ramos diferentes em ambas as estações, podemos afirmar, de uma forma geral, que para as amostras recolhidas no ramo 1 durante a primavera e o outono foram encontradas concentrações mais elevadas de OFLO e CIP na primavera.

As amostras de afluentes e efluentes das ETAR continham NOR, CIP e ENR em níveis inferiores aos das amostras de águas residuais hospitalares. Estes resultados podem ser explicados por um efeito de diluição com as águas residuais municipais ou por processos de degradação no ambiente aquático.

Relativamente à influência da estação do ano neste tipo de amostra, podemos assumir que as FQ estudadas foram detectadas em níveis mais baixos durante a estação do outono, exceto a NOR.

Nas amostras das ETARs, as concentrações antes e depois do tratamento durante a primavera foram 191,2 e 29,6 ng L^{-1} , 667,1 e 309,1 ng L^{-1} , e 447,1 e 211,5 ng L^{-1} , para NOR, CIP e ENR, respetivamente. Para as amostras recolhidas durante o outono, os valores foram, respetivamente, 455,0 e 35,0 ng L^{-1}, 418,8 e 100,8 ng L^{-1}, e 121,8 e 53,7 ng L^{-1}.

Na literatura científica, foram comunicadas FQs em efluentes de estações de tratamento de águas residuais em países europeus, como a França (330-510 ng L-1), Itália (290580 ng L-1), Grécia (460 ng L-1) [112], Suíça (36-106 ng L-1) [92], (249-405 ng L-1 de efluente primário, 45-120 ng L-1 de efluente terciário) [114], e também nos EUA (1945 ng L-1) [112] (110-470 ng L^{-1}) [117] e Canadá (34-179 ng L-1) [122], (112506 ng L^{-1}) [123]. O OFLO foi detectado nos efluentes das ETARs em vários países europeus [112], embora não tenha sido detectado no nosso estudo. Estes resultados diferentes podem dever-se a variações na utilização de FQs entre países. O ENR, utilizado apenas em medicina veterinária, foi detectado no nosso estudo em águas residuais municipais, provavelmente devido a fontes agrícolas, como a dispersão de estrume e a excreção de animais nos solos.

Como o CIPR, o ENR e o OFLO têm valores elevados de $_{Kdsólido}$, que variam entre 496 e 61 000 L kg^{-1} [124], e devido à sua lipofilicidade e tendência para formar complexos estáveis com iões metálicos divalentes e trivalentes, deslocam-se rapidamente do compartimento da água para os sólidos. Por conseguinte, a sorção nas lamas de depuração através de interacções hidrofóbicas tem sido sugerida como a principal via de remoção das FQ durante o tratamento secundário das águas residuais [125,126], devido à sua imobilidade em resultado dos elevados coeficientes de sorção para os sólidos.

A percentagem de redução nas concentrações de FQs dissolvidos após o tratamento foi: 85 e 92% para NOR, 54 e 76% para CIPR, e 53 e 56% para ENR, na primavera e no outono, respetivamente. Estes resultados estão de acordo com outros estudos registados [125]. A extensão da redução observada no nosso estudo foi bastante elevada no outono. No entanto, deve notar-se que o tempo estava invulgarmente quente quando as amostras foram recolhidas durante esta estação. Isto está em correlação com um estudo da Suíça [92], onde as FQs foram significativamente reduzidas no processo da ETAR durante o período de verão do que no inverno.

A concentração de FQ no efluente final das ETAR depende do processo de tratamento utilizado. Num estudo de campo numa estação de tratamento de águas residuais municipais à escala real na Suíça, Golet et al. [126] determinaram uma redução de 49-61% nas concentrações dissolvidas de CIP e NOR durante o tratamento biológico, 28-35% durante o tratamento mecânico e cerca de 3-4% foram removidos na fase de filtração por floculação. Observaram a remoção combinada durante o processo de tratamento de águas residuais de 88% para o CIP e 92% para a NOR.

Noutro estudo de Golet et al. [114] observaram uma taxa de eliminação durante o tratamento de águas residuais entre 70 e 80% após tratamento avançado com filtração por contacto. Assim, a principal remoção resulta do tratamento biológico.

A eficiência da remoção de antibióticos nas ETAR com base no processo de lamas activadas e na remoção biológica de nutrientes foi avaliada [105]. Apenas o OFLO foi encontrado em afluentes e efluentes de ETAR nos EUA e a eficiência de remoção foi de 77%. Sabe-se que as FQ são facilmente absorvidas pelas lamas de depuração, o que pode explicar a sua taxa de remoção mais elevada. Lee et al. [122] observaram uma redução de OFLO, NOR e CIP de mais de 40% durante o processo de tratamento em ETARs no Canadá.

Estes resultados estão de acordo com os da Suíça, que avaliou a eficiência do processo de tratamento em ETAR. A redução das concentrações se NOR e CIP após o tratamento foi relatada como sendo da ordem de 79-87% [92]; outro estudo relatou uma redução de 70-80% para CIP [115]. Na Suécia [117], a eficiência registada foi de 87% para a NOR, 86% para a CIP e 87% para os ENR.

A CIP tem sido detectada em efluentes de ETAR e a sua concentração difere de acordo com a eficiência do tratamento (22,2- 100%), que depende do processo de tratamento secundário utilizado. No caso da utilização de uma vala de oxidação e de lamas activadas, a redução da CIP foi de 22,2 e 71,4%, respetivamente [111].

Num estudo efectuado por Renew et al. [127], comparou-se a eficiência de duas ETAR. Ambas as estações de tratamento utilizam tratamento primário e secundário (lamas activadas). Após este tratamento secundário, uma ETAR utiliza a cloração, enquanto a segunda ETAR utiliza a desinfeção por UV. A partir dos seus resultados, concluíram que os níveis de antibióticos eram comparáveis após o tratamento secundário, enquanto a concentração de antibióticos diferia substancialmente nos efluentes terciários. As ETAR que utilizam a cloração conduziram a quantidades mais baixas dos antibióticos estudados do que as ETAR com desinfeção por UV.

As técnicas avançadas de tratamento de águas residuais, por exemplo, a osmose inversa, o carvão ativado e a ozonização, demonstraram reduzir significativamente ou eliminar os antibióticos dos efluentes das águas residuais [105].

Por conseguinte, são necessários mais estudos para avaliar a eficiência dos diferentes tipos de tratamento nas ETAR locais e para evitar a entrada de resíduos de antibióticos no ambiente aquático.

Tetraciclinas

Foram analisadas vinte e quatro amostras de águas residuais, recolhidas durante a primavera e o outono de quatro efluentes hospitalares e de águas afluentes e efluentes de uma ETAR municipal. A Tabela 11 e a Tabela 12 resumem as concentrações de CTs medidas no outono e na primavera, respetivamente.

No que diz respeito à frequência de deteção, o MIN e o TC foram encontrados em 41,7% das amostras, 25% e 8,3% foram encontrados contaminados com ETC e DC, respetivamente.

É expetável que os efluentes hospitalares contribuam para a carga de antibióticos no afluente que entra nas ETARs. Tanto quanto é do nosso conhecimento, até à data, a presença de TCs nunca foi avaliada em efluentes hospitalares. No presente estudo, é claro que, para o MIN, o efluente hospitalar é uma fonte pontual importante, para os outros compostos a entrada do hospital é muito menor ou insignificante.

No que respeita às 12 amostras recolhidas durante a estação do outono, foram observadas diferenças nas águas residuais dos diferentes hospitais. O MIN não estava presente em nenhum efluente hospitalar, o TC foi detectado em três efluentes hospitalares e um efluente hospitalar continha DC. As concentrações variaram de 23,2 a 54,7 ug L^{-1} para o TC e 8,1 ug L^{-1} para o DC. Num hospital, apenas o CT e o seu epímero foram detectados, numa concentração de 18,9 ug L^{-1}, indicando a degradação do CT. Nas águas residuais municipais, apenas o MIN foi detectado em concentrações elevadas, 350 ug L^{-1}, e o tratamento das águas residuais resultou numa redução de 100%, mostrando a eficácia do tratamento na ETAR.

Table 11. Concentrações de resíduos de TCs detectadas nas amostras analisadas recolhidas durante o outono.

Antibiotics	Hospital 1 (μg L^{-1})	Hospital 2 (μg L^{-1})	Hospital 3 (μg L^{-1})	Hospital 4 (μg L^{-1})	WWTP Influent (μg L^{-1})	WWTP Effluent (μg L^{-1})
Minocycline	n.d	n.d.	n.d	n.d.	350	n.d
Epitetracycline	n.d	18.9	n.d	n.d	n.d.	n.d
Tetracycline	42.2	54.7	n.d	23.2	n.d	n.d
Doxycycline	8.1	n.d	n.d	n.d	n.d	n.d

Table 12. Concentrações de resíduos de TCs detectadas nas amostras analisadas colhidas durante a primavera.

Antibiotic	Hospital 1 (μg L^{-1})	Hospital 2 (μg L^{-1})	Hospital 3 (μg L^{-1})	Hospital 4 (μg L^{-1})	WWTP Influent (μg L^{-1})	WWTP Effluent (μg L^{-1})
Minocycline	317.79	531.7	n.d.	n.d.	915.3	95.8
Epitetracycline	17.5	n.d.	n.d.	6	n.d.	n.d.
Tetracycline	158	n.d.	n.d.	29.2	n.d.	n.d.
Doxycycline	n.d.	n.d.	n.d.	n.d	n.d.	n.d.

Relativamente às 12 amostras de águas residuais recolhidas durante a estação da primavera, em dois efluentes hospitalares, os resíduos de MIN estavam presentes nas concentrações mais elevadas, variando entre 317,8 e 531,7 ug L^{-1} . O segundo antibiótico mais detectado foi o TC, em concentrações entre 29,2 e 158 ug L^{-1} , e o seu epímero, ETC, também estava presente numa gama entre 6,0 e 17,5 ug L^{-1} , indicando a isomerização do TC devido à formação de epímeros. O DC não foi detectado em nenhuma amostra analisada. Mais uma vez, foram observadas diferenças entre os efluentes dos hospitais. Um não apresentava nenhum dos CT estudados, o efluente do hospital 1 apresentava MIN, ETC e CT, o efluente do hospital 2 só continha MIN e no efluente do hospital 4 só foram detectados o CT e o seu epímero. Nas águas residuais municipais, apenas foi detectado o MIN e o tratamento das águas residuais resultou numa redução do seu nível. As concentrações de MIN, antes e depois do tratamento, foram de 915,3 ng L^{-1} e 95,8 ng L^{-1} , respetivamente, indicando uma redução de 89,5%.

Quando se comparam os resultados de ambas as estações, observou-se uma influência sazonal na frequência de deteção de CTs nas águas residuais hospitalares, que foi evidente especialmente para o MIN e o CT, embora estes sejam apenas resultados preliminares. Durante a primavera, os níveis encontrados foram mais elevados, quando comparados com os encontrados nas amostras recolhidas durante o outono. De notar que, durante o outono, na altura em que as amostras foram recolhidas, o tempo estava invulgarmente quente e seco. Observou-se também que o MIN sofre uma remoção mais eficaz da ETAR durante o outono.

No que diz respeito à estabilidade dos compostos no ambiente, prevê-se que a degradação dos antibióticos TCs seja lenta quando a exposição à luz solar é limitada, uma vez que são fotodegradáveis.

Além disso, os produtos de degradação também são preocupantes, porque podem ter uma toxicidade semelhante ou superior à dos compostos de origem, por exemplo, uma hidrotetraciclina (ATC) causa a síndrome de Fanconi [128].

Apenas alguns dos compostos foram parcialmente biodegradados em condições de ensaio em sistemas aquáticos, sendo a maioria destes compostos persistentes [68]. Além disso, estudos anteriores indicam uma forte adsorção dos TC aos materiais argilosos do solo e dos sedimentos, numa vasta gama de condições ambientais, dada a sua complexação com catiões [129]. Por exemplo, verificou-se que a oxitetraciclina (OTC), os derivados de quinolonas e os antibióticos sulfonamidas eram persistentes em sedimentos de aquacultura marinha modelo [130]. Os TC foram encontrados em sedimentos, em concentrações que podem atingir 4,8 mg kg^{-1} [117].

Apesar deste facto, na literatura científica, os CT foram comunicados em águas de superfície e águas residuais de ETAR em diferentes países, como a Suécia (0,0642,480 |ig L-I) [107], o Luxemburgo (1,0-85,0 gg L^{-1}) [131], o Canadá (0,038-0,977 gg L$^-$ 1) [123] e os EUA, onde vários estudos demonstram a presença de CT [111,132134]. Em especial, o OTC foi detectado nos rios Pó e Lambro (Itália) em concentrações até 248,90 ng L^{-1} e 24,40 ng L^{-1} , respetivamente [135], e numa ETAR americana com afluente (47 pg L^{-1}) e efluente (4,2 pg L^{-1}) [111], e em águas de superfície (340 ng L^{-1}).

Conclusões

Verificou-se que as metodologias analíticas cumprem os requisitos de validação de linearidade, exatidão, precisão e seletividade para a determinação de FQs e TCs em amostras de águas residuais e podem ser utilizadas para análises de rotina, uma vez que a LC-FD é uma técnica analítica pouco dispendiosa em comparação com a LC-MS. Estas análises podem ser ferramentas úteis para determinar a quantidade de FQs e TCs descarregados das ETARs no ambiente aquático e avaliar o efeito do tratamento na sua eliminação.

Os nossos resultados mostram uma redução das concentrações dos antibióticos. Este facto está correlacionado com estudos realizados noutros países e mostrou que a eliminação durante o processo de tratamento não é completa e que é necessário melhorar os processos de tratamento e evitar a entrada de antibióticos no ambiente aquático e a sua persistência no mesmo.

As concentrações relativamente elevadas de antibióticos encontradas neste trabalho, variando de 100,8 a 10.962,5 ng L^{-1} para CIP, de 353,3 a 10.675,5 ng L^{-1} para OFLO, e de 29,6 a ng L^{-1} para NOR, apoiam a afirmação de que os hospitais são contribuintes primários e muito importantes de antibióticos para as águas residuais municipais, e sublinham a importância do desenvolvimento de inquéritos locais e nacionais sobre antibióticos em Portugal.

A partir dos resultados obtidos é evidente a presença de MIN, DC, TC e ETC nas amostras analisadas. Os teores encontrados variaram de 6 pg L-1 a 531,7 pg L-1 nos efluentes hospitalares, enquanto suas concentrações nas ETEs variaram de 95,8 pg L-1 a 915,3 pg L-1. Estes resultados mostram que os efluentes hospitalares têm uma contribuição importante para a carga de CTs nas ETARs. Além disso, foram obtidos dados sobre a eficiência de remoção, variando entre 89,5% e 100%.

Agradecimentos

Os autores agradecem à FCT/POCI (FEDER) e à Agência de Bolsas da Academia de Ciências da República Checa (KJB 601100901) pelo apoio financeiro a este estudo. Marcela Seifrtova e Petr Solich são financiados pelo Projeto de Investigação MSM 0021620822.

CAPÍTULO 5 - ANTIDEPRESSIVOS EM ÁGUAS RESIDUAIS PORTUGUESAS: OCORRÊNCIA E DESTINO, INFLUÊNCIA SAZONAL E AVALIAÇÃO DE RISCOS

A ocorrência, o destino, a influência sazonal e a avaliação do risco ambiental de quatro antidepressivos inibidores selectivos da recaptação da serotonina (ISRS), citalopram, fluoxetina, paroxetina e sertralina, foram estudados em 15 estações de tratamento de águas residuais (ETAR) diferentes em Portugal. Amostras de influentes e efluentes de quatro campanhas de amostragem, em 2013, foram extraídas através de cartuchos Oasis HLB, e quantificadas através de cromatografia líquida com espetrometria de massa em tandem (LC- *MSn*). Os resultados mostraram que o citalopram foi o ISRS mais frequentemente encontrado, tanto nos afluentes como nos efluentes, com cargas mássicas médias que variaram entre 14,56 e 9,51 mg/dia/1000 habitantes, respetivamente. A fluoxetina e a sertralina foram detectadas apenas em amostras de afluentes, com cargas mássicas médias mais baixas (14,60 e 1,36 mg/dia/1000 hab., respetivamente), enquanto a paroxetina foi encontrada em amostras de afluentes e efluentes (12,61 e 18,90 mg/dia/1000 hab., respetivamente). As ETAR não foram capazes de remover completamente estes fármacos; no entanto, a eficiência média de remoção foi de 82,24%. A eficiência de remoção foi menor no inverno (74,21%), no verão (72,02%) e no outono (81,19%), quando comparada com a da primavera (100%).

Os nossos resultados traduzem as variações na prescrição e utilização de SSRIs entre as cinco regiões portuguesas em estudo. Foram encontradas amostras contaminadas nas ETARs de Lisboa, Alentejo, Centro e Norte (28,25, 19,01, 16,55 e 6,98 mg/dia/1000 hab., respetivamente). Na região do Algarve não foram encontradas amostras contaminadas. Foi observado um padrão sazonal na presença de SSRIs nas águas residuais afluentes. As cargas de massa de SSRIs nas águas residuais afluentes foram mais elevadas no outono, seguidas da primavera, inverno e verão.

Por fim, o risco ecotoxicológico potencial representado pelos SSRIs para diferentes níveis tróficos de organismos aquáticos, expostos às águas residuais dos efluentes estudados, foi avaliado por meio de quocientes de risco (RQ). O citalopram e a paroxetina, os únicos SSRI encontrados nestas amostras, apresentaram QR inferior a 1. De acordo com os resultados, as algas parecem ser as mais sensíveis, seguidas pelos peixes e dafnídeos.

Introdução

A presença de contaminantes emergentes, como os produtos farmacêuticos, no ambiente é um problema crescente que tem de ser resolvido para cumprir a Diretiva-Quadro da Água (DQA) da União Europeia (UE) [136]. Um melhor conhecimento da sua ocorrência e destino ambientais permitirá uma avaliação adequada dos riscos [136]. Atualmente, a maior prevalência de perturbações psiquiátricas levou a um aumento do número de prescrições de medicamentos psiquiátricos, nomeadamente antidepressivos, a nível mundial [137]. De acordo com o último Eurobarómetro de 2010 relativo à saúde mental, 7% dos cidadãos da UE tomaram antidepressivos em 2009. O mesmo relatório afirma que a utilização de antidepressivos é mais elevada em Portugal, onde a prevalência de utilização duplica a média da UE [138].

Os antidepressivos inibidores selectivos da recaptação da serotonina (SSRI) estão entre os medicamentos mais prescritos em todo o mundo. Tanto o seu consumo crescente como a sua administração crónica requerida sugerem uma exposição ambiental mais elevada, ditando uma avaliação dos riscos ambientais. Após a ingestão, estes compostos altamente activos sofrem transformações metabólicas, com a subsequente excreção de fracções significativas dos metabolitos não metabolizados ou dos metabolitos activos para as águas residuais brutas e para as estações de tratamento de águas residuais (ETAR) [139].

As características físico-químicas dos SSRIs definem o seu comportamento ambiental. São fármacos básicos, com pKa entre 9,05 e 10,5, concebidos para produzir uma resposta farmacológica específica e, para atingirem o local de ação específico no organismo, apresentam uma certa estabilidade química. Esta estabilidade pode manifestar-se mais tarde na sua remoção insuficiente durante o tratamento de águas residuais e na sua degradação ambiental limitada, resultando por vezes em pequenas alterações estruturais em vez de uma mineralização completa [137]. Estudos científicos já demonstraram a sua remoção incompleta pelas ETAR, sendo estas instalações consideradas como a principal fonte ambiental, uma vez que os seus efluentes são descarregados nas massas de água circundantes [140].

Consequentemente, a sua presença em diferentes matrizes ambientais é omnipresente. Tanto quanto sabemos, a presença de SSRI no ambiente, especificamente a fluoxetina, foi comunicada pela primeira vez por Kolpin et al. [133] em águas de superfície dos EUA e por Metcalfe et al. [141] em efluentes de ETAR do Canadá. Mais tarde, em 2005, um estudo comunicou a presença de dois SSRI e dos seus metabolitos (fluoxetina, sertralina, norfluoxetina e desmetilsertralina) em diferentes tecidos de peixes residentes num ribeiro dominado por efluentes municipais

[142]. Desde então, várias publicações, de diferentes países, referiram a presença destes resíduos numa vasta gama de amostras de água, incluindo águas residuais, em concentrações que variam entre 0,15 e 32228 ng L^{-1}, águas superficiais e subterrâneas, entre 0,5 e 8000 ng L^{-1}, e águas potáveis, entre 0,5 e 1400 ng L^{-1} [137]. Além disso, em sedimentos e solos, até 1033 ng g^{-1} [140,143], e em matrizes de biota, em concentrações que variam de 0,01 a 73 ng g^{-1} [140,144-146].

Estas moléculas actuam frequentemente imitando os efeitos do neurotransmissor serotonina, que regula uma vasta gama de sistemas fisiológicos em peixes, moluscos e protozoários, e, mesmo em níveis vestigiais, têm efeitos notáveis nestes e noutros organismos aquáticos [137]. Foram descritas alterações da atividade biológica dos organismos aquáticos, redução da reprodução, anomalias no desenvolvimento embrionário, atraso no desenvolvimento fisiológico e na maturação sexual. Também foram relatadas a diminuição da agressividade e a inibição das reacções alimentares [147-149]. Recentemente, Scultz et al. [146] demonstraram que a exposição de machos de vairões (*Pimephales promelas*), durante 21 dias, à sertralina (5,2 ng L^{-1}) resultou em mortalidade. Foram observadas alterações anatómicas nos testículos dos peixes expostos à sertralina e à fluoxetina. Além disso, a fluoxetina a 28 ng L^{-1} induziu a vitelogenina nos peixes machos, um parâmetro comum para a perturbação endócrina estrogénica.

A costa portuguesa e os principais rios caracterizam-se por fortes pressões de contaminação resultantes de extensas actividades urbanas, o que pode traduzir-se em elevados níveis de contaminação aquática e consequente exposição ambiental. Embora a concentração de produtos farmacêuticos, como os SSRIs, nos afluentes e efluentes das ETARs seja monitorizada por rotina em muitos países, as fontes de contaminação por SSRIs são geograficamente difusas e podem ser influenciadas pelos padrões de consumo geográfico. Além disso, podem ocorrer flutuações importantes nas concentrações devido a variações sazonais. A principal força motriz deste estudo foi avaliar, pela primeira vez, a contaminação ambiental de SSRIs, fluoxetina, paroxetina, sertralina e citalopram, em influentes e efluentes de ETARs de diferentes regiões portuguesas, a fim de avaliar os padrões de contaminação geográfica. Para além disso, pretendemos avaliar a influência sazonal e a eficiência de remoção das ETARs. Finalmente, foi avaliado o potencial risco ecotoxicológico dos SSRIs para os organismos aquáticos, pertencentes a diferentes níveis tróficos, quando expostos aos efluentes das ETARs estudadas [97].

Procedimentos experimentais

Local de amostragem e recolha

Foram recolhidos os afluentes e efluentes de 15 ETARs diferentes, localizadas em 5 regiões portuguesas, Norte, Centro, Lisboa e Vale do Tejo, Alentejo e Algarve (Figura 2). Estas ETAR estão projectadas para 6850 a 756000 equivalentes de população, com cargas médias entre 349 e 140000 m^3 por dia, tendo os seus pontos de descarga nos principais rios portugueses e no Oceano Atlântico. Estão vocacionadas para o tratamento de águas residuais domésticas, hospitalares e industriais, funcionando com tratamentos secundários ou terciários [97].

As campanhas de amostragem, realizadas em 2013, foram efectuadas durante um ano de seguimento do estudo, abrangendo quatro períodos de amostragem; entre 25 de fevereiro/19 de março - inverno, 14 de maio/04 de junho - primavera, 11 de julho/14 de agosto - verão, e 24 de outubro/7 de novembro - outono. Em cada fábrica, as amostras de afluentes e efluentes foram recolhidas em contentores de polietileno de alta densidade, previamente lavados com água bidestilada, como amostras compostas de afluentes e efluentes proporcionais ao tempo de 24 horas. As amostras foram mantidas refrigeradas ($\pm$ 4 °C) e durante o transporte para o laboratório. Após a receção, as amostras foram congeladas e armazenadas a -20 °C até à análise.

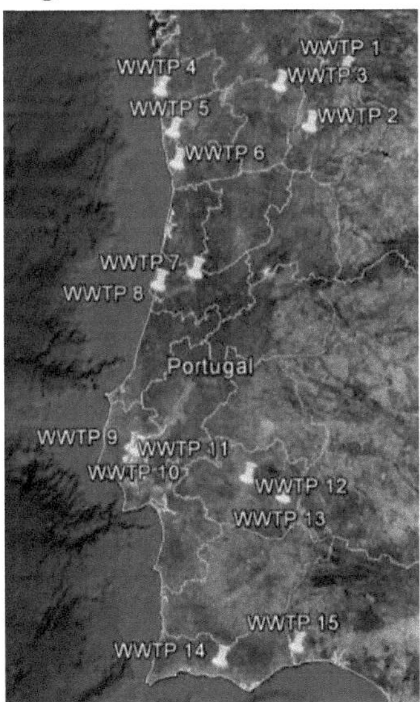

Figura 2. Mapa da área estudada e localização dos locais de amostragem.

Procedimento experimental

As amostras foram acidificadas com ácido fórmico a 0,1% (para um pH final que variou entre 3,0 e 3,2) e filtradas a vácuo através de filtros de microfibras de vidro (1,0 pm, 934-AH, da Whatman Schleicher e Schuell, EUA), seguidos de filtros de membrana de poliamida de 0,45 e 0,2 pm (da Whatman, Dassel, Alemanha). Como os sólidos em suspensão foram removidos durante a preparação da amostra, as concentrações medidas de SSRIs correspondem à sua fração dissolvida.

Com base em metodologias previamente relatadas [139], 100 mL de amostras de afluentes e efluentes foram adicionados a 500 ng L^{-1} com o substituto marcado $_{fluoxetina-d5}$, e carregados nos cartuchos de extração em fase sólida (SPE), Oasis HLB (200 mg, 6 mL, da Waters, Milford, MA, EUA), previamente condicionados com 5 mL de água e 5 mL de metanol. Os cartuchos foram então lavados com 5 mL de metanol a 20% em acetato de amónio a 2% e eluídos com 8 mL de ácido acético a 2% em metanol. Finalmente, o eluato foi evaporado até à secura sob uma corrente suave de azoto, a 40 °C, e os extractos secos foram armazenados a -20 °C até à análise, que teve lugar no máximo em 48 h.

Para a análise por cromatografia líquida acoplada à espetrometria de massa em tandem (*LC-MSn*), o eluato seco foi recolhido em 1 ml de metanol e microfiltrado. Foi utilizado um volume de injeção de 20 pL (circuito parcial) com um caudal de 200 pL min^{-1} e um gradiente de (A) água com 1% de ácido fórmico e (B) acetonitrilo. Foi utilizada uma coluna cromatográfica ZORBAX Eclipse XDB-Phenyl (150 x 3,0 mm; 3,5 pm), mantida a 45°C, e uma coluna de guarda do mesmo material de embalagem. Foi utilizado um espetrómetro de massa de armadilha de iões quadripolar híbrido (LCQ Advantage MAX, Thermo Finnigan, San Jose, Califórnia, EUA) no modo de ionização por electrospray positivo (ESI), utilizando a aquisição de monitorização de reacções seleccionadas (SRM). As temperaturas da fonte e do capilar foram fixadas em 0 e 220 °C e as tensões em 4,5 e 34 V, respetivamente. Utilizou-se azoto como gás de nebulização, com um fluxo de gás de bainha de 40 (unidade arbitrária) e um fluxo de gás de varrimento auxiliar de 10 (unidade arbitrária). O gás de colisão foi o hélio com uma energia de colisão normalizada de 35%. Obteve-se um ião precursor (MS1), um ião produto MS2 e, pelo menos, um ião produto MS3, como se segue, para cada SSRI: citalopram (m/z 325^ m/z 266^ m/z 234), paroxetina (m/z 330^ m/z 192^ m/z 70), fluoxetina (m/z 310^ m/z 148^ m/z 117) e sertralina (m/z 306^ m/z 275^ m/z 159, 129, 197).

Estimativas de carga de massa

As cargas mássicas de SSRIs foram calculadas para cada período de amostragem multiplicando as concentrações individuais de cada SSRI encontrado pelo caudal médio diário de águas residuais fornecidas por cada ETAR. As descargas de produtos farmacêuticos podem registar flutuações diárias, mensais ou sazonais. No entanto, os antidepressivos, nomeadamente os SSRI, são utilizados de forma crónica, pelo que seria muito exigente realizar uma monitorização mais abrangente através de uma amostragem mais periódica. As cargas das ETAR foram normalizadas pelo equivalente de população [97]. A eficiência de remoção dos SSRIs foi avaliada por meio de (Equação 1.

$$\text{Removal efficiency (\%)} = \frac{m_{inf} - m_{eff}}{m_{inf}} \times 100$$

(Equation 1)

Onde m_{inf} é a carga do fármaco no afluente da ETAR e m_{eff} é a carga do fármaco no efluente da ETAR.

Avaliação dos riscos ambientais

A avaliação do risco ecotoxicológico potencial para o compartimento aquático baseou-se nas directrizes relativas à avaliação dos riscos ambientais (ARA) dos medicamentos para uso humano [3]. De acordo com esta diretriz, a avaliação do risco é efectuada calculando o quociente de risco (QR), utilizando três níveis tróficos diferentes representativos do ecossistema aquático (algas, dafnídeos e peixes), entre a concentração ambiental medida (CEM) e a concentração previsivelmente sem efeitos (CSEP), em que as concentrações individuais máximas de produtos farmacêuticos encontradas nas diferentes águas residuais foram utilizadas como CEM [94,95]. Os valores PNEC foram calculados dividindo o valor mais baixo de L(E)C50 a curto prazo ou de NOEC (concentração sem efeitos observados) a longo prazo, disponível na literatura, por um fator de avaliação (FA) de 1000 ou 10, respetivamente. O FA é uma expressão do grau de incerteza na extrapolação dos dados de ensaio de um número limitado de espécies para o ambiente real [3], pelo que foram utilizados valores de FA de 10 e 1000 para os dados a longo e a curto prazo, respetivamente. Quando não estavam disponíveis valores experimentais, foram utilizados os valores L(E)C50 estimados com o ECOSAR 1.11. Se a QR for igual ou superior a 1, existe uma situação de risco ambiental potencial, ao passo que quando os valores são inferiores a 1, não se prevê qualquer risco.

Resultados e discussão

Resultados da validação

A validação foi realizada para assegurar a adequação do método analítico à finalidade para a determinação dos SSRIs seleccionados em águas residuais. Os procedimentos de validação foram efectuados em amostras de afluentes e efluentes, abrangendo diferentes critérios de desempenho, tais como sensibilidade, gama linear, efeitos de matriz, exatidão e precisão. Os resultados estão resumidos na Tabela 13.

A linearidade foi estudada utilizando soluções-padrão e calibrações com matriz, analisando em triplicado oito níveis de concentração, entre 7,5 e 50 ng mL^{-1} , que correspondem, de acordo com a metodologia analítica, à gama de 100 a 500 ng L^{-1} , e 75 a 500 ng L^{-1} , estudada nas águas residuais afluentes e efluentes, respetivamente. A linearidade, alcançada para cada composto, nas soluções padrão de trabalho, foi boa, como mostra o facto de os coeficientes de correlação (r^2) serem 0,9985, 0,9987, 0,9988 e 0,9983 para o citalopram, a paroxetina, a fluoxetina e a sertralina, respetivamente. Nas soluções de matriz combinada de influentes e efluentes, foram obtidos valores adequados de r^2 superiores a 0,996.

Os efeitos de matriz (ME) foram iguais à percentagem do declive da calibração com correspondência de matriz (B) dividido pelo declive da calibração padrão em solvente (A). Assim, o rácio (B/A x 100) foi definido como o efeito de matriz absoluto (ME %). O valor obtido foi interpretado da seguinte forma: um valor de 100% denotava uma ausência de efeitos de matriz, acima de 100% um aumento do sinal e abaixo de 100% uma supressão do sinal. Os efeitos de matriz foram investigados, tanto em amostras de afluentes como de efluentes, e variaram entre 84,6 e 116,6%, pelo que foram considerados negligenciáveis.

Os limites de deteção do método (MDL) e os limites de quantificação do método (MQL) foram calculados através da curva de calibração com correspondência à matriz como |3,3S$_{y/x}$|/b e |10S$_{y/x}$|/b, respetivamente, em que b é o declive e S$_{y/x}$ o desvio padrão residual da função linear. Os valores de MQL e MDL do influente variaram de 63,2 a 92,3 ng L^{-1} , e de 20,8 a 30,4 ng L^{-1} , respetivamente. Relativamente às amostras de efluentes, os valores de MQL e MDL variaram de 35,3 a 70,9 ng L^{-1} , e de 11,7 a 23,4 ng L^{-1} , respetivamente.

Para os ensaios de exatidão e repetibilidade, as recuperações foram determinadas em triplicado, em três níveis diferentes de adição, em três dias diferentes, e cada extrato foi analisado três vezes. A exatidão dos SSRIs nas águas residuais influentes, avaliada através de ensaios de espiga a 100, 250 e 500 ng L^{-1} , variou entre 72,5% e 125,9%, com uma repetibilidade intra-dia e inter-dia entre 0,2 - 5,0% e 0,1 - 5,9%, respetivamente. Para as águas residuais de efluentes, foram efectuados ensaios com picos a 75, 250 e 500 ng L^{-1} , e a exatidão variou entre 86,3% e 122,2%, com uma repetibilidade intra-dia e inter-dia (RSD %) que variou entre 0,2 e 5,0% e entre 0,1 e 5,9%, respetivamente.

66

Tabela 13. Dados de desempenho obtidos para SSRIs em amostras de afluente e efluente contaminadas.

SSRI	Matrix matched linearity (r^2)	MDL (ng L^{-1})	MQL (ng L^{-1})	ME (%)	Recovery (%)			RSD within-day (%)			RSD between-day (%)		
Influent					100 ng L^{-1}	250 ng L^{-1}	500 ng L^{-1}	100 ng L^{-1}	250 ng L^{-1}	500 ng L^{-1}	100 ng L^{-1}	250 ng L^{-1}	500 ng L^{-1}
Citalopram	0.9984	20.8	63.2	116.6	99.2	100.8	101.6	0.6	0.2	0.3	0.4	0.7	1.0
Fluoxetine	0.9975	25.6	77.5	97.3	125.9	93.7	100.6	5.0	2.0	0.5	5.9	0.9	1.1
Paroxetine	0.9965	30.4	92.3	104.1	95.8	94.0	100.9	2.0	0.6	0.6	0.9	0.1	0.5
Sertraline	0.9977	25.1	75.9	84.6	72.5	101.4	99.2	0.3	0.5	0.5	0.8	0.7	0.4
Effluent					75 ng L^{-1}	250 ng L^{-1}	500 ng L^{-1}	75 ng L^{-1}	250 ng L^{-1}	500 ng L^{-1}	75 ng L^{-1}	250 ng L^{-1}	500 ng L^{-1}
Citalopram	0.9982	22.5	68.0	109.2	86.3	100.9	102.4	1.0	1.1	0.5	0.2	0.4	2.2
Fluoxetine	0.9977	23.4	70.9	100.5	122.2	92.9	103.2	2.4	0.9	0.6	2.2	0.7	0.9
Paroxetine	0.9994	11.7	35.3	101.0	106.4	96.0	95.3	1.2	1.0	4.3	1.0	0.4	2.9
Sertraline	0.9992	13.1	39.7	107.5	98.0	98.7	101.4	1.2	1.1	0.6	0.5	0.4	0.8

Ocorrência e eficácia da remoção

A Tabela **14** e a Figura 3 apresentam um resumo dos dados de ocorrência dos SSRIs seleccionados nos afluentes e efluentes das ETARs estudadas, a gama e as concentrações médias detectadas, a frequência de deteção, juntamente com as cargas mássicas estimadas de cada composto e as eficiências de remoção observadas. Os resultados mostraram que o citalopram foi o SSRI mais frequentemente encontrado. Relativamente às amostras de afluentes, 23,33% estavam contaminadas com níveis entre 99,20 e 213,60 ng L^{-1}. Tal como esperado, as concentrações de citalopram foram mais baixas nas 8,33% de amostras de efluentes contaminadas, com níveis entre 82,80 e 95,60 ng L^{-1}. As concentrações médias detectadas de citalopram nas amostras de afluentes e efluentes foram de 147,54 e 90,02 ng L^{-1}, respetivamente, o que corresponde a cargas mássicas médias de 14,56 e 9,51 mg/dia/1000 habitantes. A fluoxetina e a sertralina foram detectadas apenas em amostras de influentes, com uma frequência de 5% e 1,67%, respetivamente, com níveis médios detectados de 127,97 e 100,4 ng L^{-1} (14,6 e 1,36 mg/dia/1000 hab., respetivamente). A paroxetina foi encontrada em amostras de afluentes e efluentes, com uma frequência de 5 e 1,67%, em concentrações médias detectadas de 169,97 e 81,1 ng L^{-1}, respetivamente (12,61 e 18,90 mg/dia/1000 hab., respetivamente).

Tabela 14. Concentrações detectadas (ng L^{-1}), frequência (%), cargas mássicas (mg/dia/1000 hab) e eficiência de remoção (%) de SSRIs nos afluentes e efluentes das ETARs.

Sampling		Concentration		Mass Loads		
WWTP	**Period**	**WWI**	**WWE**	**WWI**	**WWE**	**Removal**
Citalopram						
WWTP2	Winter	137.40	87.10	3.89	2.47	36.50
	Spring	101.20	n.d.	1.36	n.d.	100.00
	Summer	172.00	n.d.	3.87	n.d.	100.00
	Autumn	213.60	n.d.	3.74	n.d.	100.00
WWTP3	Winter	99.20	n.d.	21.0	n.d.	100.00
	Autumn	158.30	n.d.	18.1	n.d.	100.00
WWTP5	Winter	125.70	82.80	5.50	3.60	34.55
WWTP7	Spring	167.20	n.d.	25.30	n.d.	100.00
WWTP8	Winter	110.50	n.d.	7.80	n.d.	100.00
WWTP10	Autumn	162.20	89.70	37.70	20.90	44.56
WWTP11	Winter	100.50	n.d.	18.60	n.d.	100.00
WWTP13	Spring	179.70	n.d.	20.24	n.d.	100.00
	Summer	167.70	94.90	15.90	8.90	44.03
	Autumn	170.30	95.60	20.90	11.70	44.02
Frequency	–	23.33	8.33	–	–	–
Range	–	99.20 – 213.60	82.80 – 95.60	1.36 – 37.70	2.47 – 20.90	34.55 – 100.00
Mean±SD	–	147.54±35.40	90.02±5.38	14.56±10.53	9.51±7.41	78.83±29.59
Fluoxetine						
WWTP2	Autumn	120.70	n.d.	2.11	n.d.	100.00
WWTP6	Autumn	157.40	n.d.	17.10	n.d.	100.00
WWTP10	Autumn	105.80	n.d.	24.60	n.d.	100.00
Frequency		5.00	0.00	–	–	–
Range	–	105.80 – 157.40	–	2.11 – 24.60	–	–
Mean±SD	–	127.97±26.56	–	14.60±11.45	–	100.00±0.00
Paroxetine						
WWTP2	Spring	186.40	n.d.	2.50	n.d.	100.00
WWTP2	Autumn	185.60	n.d.	3.25	n.d.	100.00
WWTP10	Autumn	137.90	81.10	32.10	18.90	41.12

Sampling		Concentration		Mass Loads		
WWTP	**Period**	**WWI**	**WWE**	**WWI**	**WWE**	**Removal**
Frequency		5.00	1.67	–	–	–
Range	–	137.90 – 186.40	–	2.5 – 32.10	–	41.12 - 100
Mean±SD	–	169.97±27.77	81.10±0.00	12.61±16.88	18.90±0	80.37±33.99
Sertraline						
WWTP2	Spring	100.40	n.d.	1.36	n.d.	100.00
Frequency		1.67	0.00	–	–	–
All SSRIs						
Frequency		25	8.33	–	–	–
Range	–	99.20 – 213.60	81.10 – 95.60	1.36 – 37.70	2.47 – 20.90	34.55 – 100.00
Mean±SD	–	147.97±33.95	88.53±6.03	14.28±10.90	11.08±7.65	82.24±27.92

n.d. – not detected

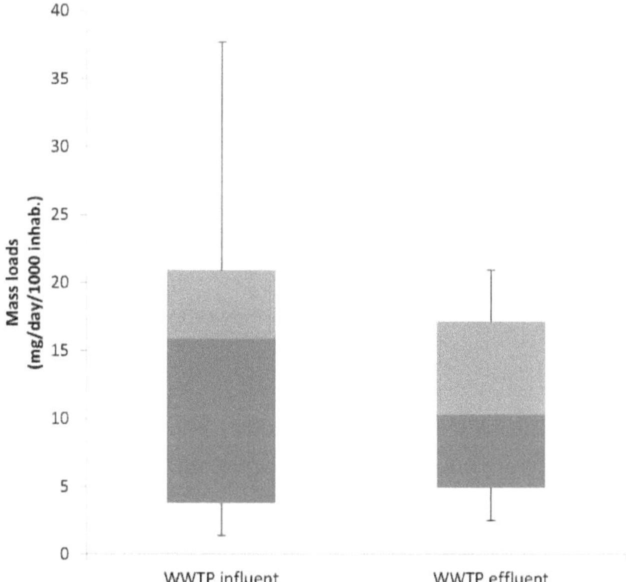

Figura 3. Boxplots indicando os valores de carga mássica, expressos em mg/dia/1000 habitantes, do total de SSRIs no afluente e efluente da ETAR.

Estes resultados, e o facto de o citalopram ter sido encontrado em maior frequência e concentração quando comparado com os outros SSRIs, são em grande parte explicados pelos seguintes factores: consumo, excreção, sorção para matéria sólida, transformação e remoção. Os dados portugueses mais recentes sobre o consumo de antidepressivos são de 2011 e foram comunicados pelo Infarmed, a Autoridade Nacional do Medicamento e Produtos de Saúde. A fluoxetina, a sertralina, o escitalopram e a paroxetina estavam na lista das 100 substâncias activas mais vendidas em embalagens no Serviço Nacional de Saúde (SNS), com 77425, 743332, 540830 e 410133 embalagens, respetivamente. O citalopram, com 125620 embalagens vendidas [150], sendo uma mistura racémica de (R)-Citalopram e (S)-Citalopram, enantiómeros com diferentes potências, é também comercializado como formulação de um único (S)-enantiómero, o escitalopram [137]. Uma vez que as metodologias de LC utilizadas não são capazes de separar os enantiómeros, as concentrações encontradas correspondem à soma de ambos os fármacos. Assim, em 2011, foram vendidas 666450 embalagens de citalopram e escitalopram [150], o que coloca esta substância ativa no terceiro lugar da lista dos SSRIs mais consumidos em Portugal.

Embora o citalopram ocupe o terceiro lugar na lista de consumo dos portugueses, é responsável, de acordo com a literatura científica, pela maior percentagem de excreção como composto inalterado, variando entre 12 e 20%. A fluoxetina, com menos de 10% de excreção inalterada, é principalmente excretada como norfluoxetina, e 2% e 1% da paroxetina é excretada como composto parental na urina e nas fezes, respetivamente. Embora as informações sobre o metabolismo da sertralina sejam bastante limitadas, apenas 0,2% da sua dose oral é excretada inalterada [137].

Alguns estudos examinaram um conjunto de antidepressivos em matrizes de águas residuais, sendo menos ambiciosos no que respeita à distribuição geográfica das ETAR avaliadas [151] [152-157]. Vários autores incluíram poucos SSRI na sua monitorização multiclasse [95,158]. Os nossos resultados estão de acordo com a literatura científica analisada, uma vez que o citalopram é tipicamente encontrado em frequências e concentrações mais elevadas quando comparado com os outros SSRI [137]. Por exemplo, recentemente, no Canadá, o citalopram foi encontrado em afluentes e efluentes de águas residuais a níveis médios de 236 e 173 ng L^{-1} , enquanto a fluoxetina, a paroxetina e a sertralina foram encontradas nestas mesmas matrizes entre 8 e 20, e 5,6 e 15 ng L^{-1} , respetivamente [143]. Esta disparidade também é observada noutros estudos do Canadá [151] [155,159] e em estudos da Noruega, onde o citalopram foi encontrado em afluentes e efluentes entre 13 e 612 ng L^{-1} e 9,2 e 318 ng L^{-1} , respetivamente, enquanto a fluoxetina variou entre 0,4 e 2,4 ng L^{-1} e <0,12 e 1,3 ng L^{-}

^{1} , respetivamente [152]. Em Espanha, em 2012, o citalopram foi encontrado entre 319 e 163 ng L^{-1} nas águas residuais afluentes, e 288 e 21 ng L^{-1} nas águas residuais efluentes, enquanto a fluoxetina foi detectada em concentrações mais baixas, 23 e 28 ng L^{-1} , respetivamente [160]. Ao contrário dos nossos resultados, a paroxetina foi encontrada em concentrações mais elevadas nos afluentes espanhóis, com 1649 ng L^{-1} , mas a níveis semelhantes aos nossos, 89 ng L^{-1} nos efluentes [160]. Também foram registados níveis elevados de citalopram em amostras de efluentes da Áustria, entre 44 e 322 ng L^{-1} [161], e da Índia, em níveis médios de 430 ng L^{-1} [162]. Recentemente, em 2012, foi publicado um estudo de monitorização à escala da UE sobre efluentes de ETAR e, de acordo com os seus resultados, o citalopram foi detectado numa concentração média de 34 ng L^{-1} , um valor superior ao do nosso estudo, 7,63 ng L^{-1} . A fluoxetina e a sertralina foram determinadas numa concentração média inferior de 2 ng L^{-1} , enquanto a paroxetina não foi detectada [163].

Em Portugal, estão disponíveis quatro estudos que incluem os SSRIs escitalopram, fluoxetina e paroxetina [164,165], fluoxetina e paroxetina [166] e citalopram, fluoxetina, paroxetina e sertralina [95]. No primeiro caso, foram observados valores notavelmente elevados, variando entre 14 ng L^{-1} , para a paroxetina, e 39732 ng L^{-1} , para o escitalopram [165]. Os nossos resultados diferem dos apresentados no estudo de Santos et al. [95], onde foram registados níveis médios de citalopram de 23,3 e 34,0 ng L^{-1} , em amostras de influentes e efluentes, respetivamente, enquanto que a fluoxetina, paroxetina e sertralina não foram detectadas. Sousa et al. [166], também observaram a paroxetina em concentrações mais elevadas (45 - 240 ng L^{-1}) do que a fluoxetina (< 5 ng L^{-1}). De acordo com a monitorização da UE, recentemente mencionada, nos efluentes portugueses, o citalopram foi o SSRI encontrado em concentrações mais elevadas (16,9 - 47,8 ng L^{-1}), corroborando o nosso estudo. A fluoxetina foi encontrada em níveis mais baixos (16,6 - 21,5 ng L^{-1}), enquanto a paroxetina e a sertralina não foram detectadas [163].

No presente estudo, o destino dos SSRIs seleccionados foi determinado em 15 ETARs portuguesas que utilizam diferentes processos de tratamento (por exemplo, tratamentos secundários e terciários). As ETARs estiveram a funcionar normalmente durante todos os eventos de amostragem e, em geral, obtiveram boas remoções no que diz respeito à carência bioquímica de oxigénio (CBO), carência química de oxigénio (CQO) e sólidos suspensos totais (SST). É de notar que as amostras compostas de afluente e efluente foram recolhidas em simultâneo, sem ter em conta os tempos de retenção hidráulica (HRT) dos sistemas de tratamento. As eficiências de remoção dos SSRIs foram avaliadas comparando a carga de cada composto no afluente e no efluente da ETAR.

A Tabela 14 apresenta as cargas mássicas encontradas para cada SSRI nas diferentes campanhas de amostragem, intervalos e valores médios, bem como as respetivas taxas de remoção. Os resultados obtidos mostram que algumas ETARs não foram capazes de remover completamente estes fármacos, no entanto, a eficiência global de remoção dos ISRSs foi de 82,24%. A eficiência de remoção do citalopram variou entre 34,55 e 100,00%, com um valor médio de 78,83%. A fluoxetina, a paroxetina e a sertralina, encontradas em frequências mais baixas, apresentaram eficiências médias de remoção que oscilaram entre 80,37 e 100,00%.

A ocorrência de contaminantes emergentes nas águas ambientais está diretamente relacionada com a sua remoção nas ETARs [86]. Uma vez que os SSRIs são concebidos para produzir uma resposta farmacológica específica e, para atingir o local específico de ação no organismo, requerem uma certa estabilidade química. Esta estabilidade pode manifestar-se mais tarde na sua remoção incompleta durante o tratamento da água [137]. Os sistemas que utilizam um processo de lamas activadas continuam a ser amplamente utilizados para o tratamento de águas residuais, principalmente porque produzem um efluente de qualidade aceitável a custos de funcionamento e manutenção razoáveis. No entanto, este tipo de tratamento tem uma capacidade limitada de remoção de produtos farmacêuticos das águas residuais [167-169]. Mesmo assim, as taxas de remoção obtidas foram melhores do que as relatadas por Gros et al. [170], que afirmaram que os SSRIs apresentam eliminação fraca ou nula, e também melhores do que as relatadas por Lajeunesse et al. [143], que observaram taxas de remoção de 27% para o citalopram e 38% para a sertralina.

Embora as concentrações de SSRIs em lamas ou sólidos suspensos não tenham sido consideradas nem medidas, é de notar que boas taxas de remoção obtidas em fase aquosa não implicam degradação na mesma medida. Os SSRIs são compostos persistentes [171], apresentando elevados coeficientes de sorção com solos e sedimentos, com uma gama de valores de log k_{oc} (coeficiente de sorção normalizado de carbono orgânico) que varia entre 4,17 e 5,63, para a sertralina (menor grau de sorção) e o citalopram (maior grau de sorção), respetivamente. Na ausência de outros processos de transformação, a concentração ambiental de cada uma destas substâncias químicas aumentaria na matéria sólida e a sua concentração na água sobrejacente seria reduzida [137]. Além disso, a conversão de um determinado fármaco em produtos de transformação diferentes dos analisados pode levar a níveis farmacêuticos mais baixos nas amostras de efluentes e a uma remoção aparente [172,173].

Influência geográfica e sazonal

Apesar de ter sido realizada alguma investigação para compreender o destino dos produtos farmacêuticos, nomeadamente os SSRI, nas ETAR portuguesas, é ainda necessário considerar levantamentos geográficos específicos, uma vez que o padrão de ocorrência de produtos farmacêuticos nas ETAR está normalmente relacionado com o consumo local ou com os números de vendas [166].

Com base nos dados portugueses, observam-se diferentes padrões de consumo de psicofármacos, incluindo antidepressivos, para as 5 regiões em estudo. Em 2008, as regiões que registaram uma taxa mais elevada foram o Alentejo e o Centro (172,9 e 165,1 doses diárias definidas-DDD/1000 hab./dia, respetivamente), seguidas do Norte (157,4 DDD/1000 hab./dia) e de Lisboa e Vale do Tejo (142,6 DDD/1000 hab./dia). Os valores mais baixos foram registados no Algarve (106,9 DDD/1000 hab./dia) [174].

Como se pode observar na Figura 4, os nossos resultados traduzem estas variações nos padrões de prescrição e utilização entre as cinco regiões portuguesas em estudo. Foram encontradas amostras contaminadas nas ETARs de Lisboa, Alentejo, Centro e Norte, em níveis que decresceram por esta ordem: 28,25, 19,01, 16,55 e 6,98 mg/dia/1000 hab., respetivamente. Na região do Algarve não foram encontradas amostras contaminadas.

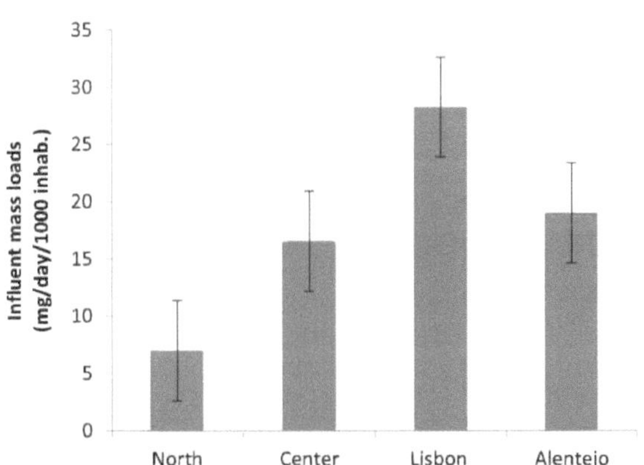

Figura 4. Variações geográficas na ocorrência dos SSRIs seleccionados nas águas residuais afluentes. As barras de erro representam o erro padrão da média de cada região geográfica.

A perturbação afectiva sazonal é uma combinação de perturbações biológicas e do humor com um padrão sazonal, ocorrendo normalmente no outono e no inverno, com remissão na primavera ou no verão. A farmacoterapia com antidepressivos é geralmente uma opção para um tratamento adequado [175]. Os nossos resultados indicam um padrão sazonal na presença de SSRIs nas águas residuais influentes estudadas (Figura 5). The mass loads of each compound in influent wastewater decreased in the following order: autumn (ranging between 14.6 and 20.11 mg/day/1000 inhab. for fluoxetine and citalopram, respectively), spring (ranging between 1.35 and 15.63 mg/day/1000 inhab. para a sertralina e o citalopram, respetivamente), o inverno (apenas o citalopram foi encontrado em cargas mássicas de 11,3 mg/dia/1000 hab.) e o verão (apenas o citalopram foi encontrado em cargas mássicas de 1,32 mg/dia/1000 hab.), o que traduz o consumo de antidepressivos, incluindo os ISRS, nestes períodos.

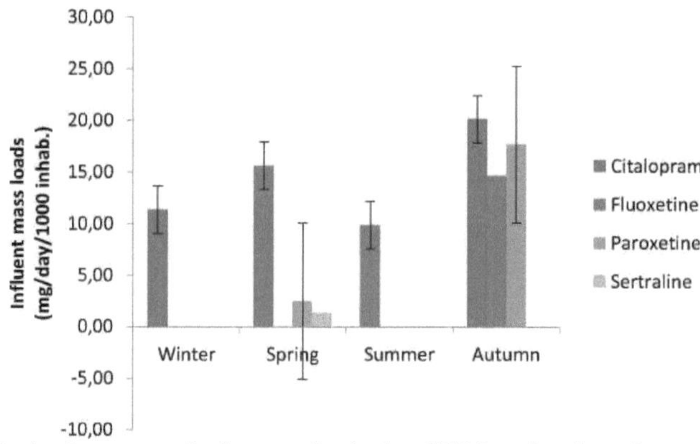

Figura 5. Variações sazonais da ocorrência dos SSRIs seleccionados nas águas residuais afluentes. As barras de erro representam o erro padrão da média de cada estação.

Muitos factores, incluindo a TRH, a carga orgânica, a comunidade microbiana, a temperatura e o pH das águas residuais brutas, demonstraram ter efeitos pronunciados na eficiência dos tratamentos com lamas activadas [143]. Como tal, as variações sazonais podem também afetar a eficiência das ETARs, levando a um aumento das concentrações de produtos farmacêuticos na água efluente, uma vez que no inverno a atividade microbiana e as reacções biológicas são reduzidas devido às baixas temperaturas e aos TRHs reduzidos [143,176-178]. Com as condições de chuva intensa que foram registadas durante a campanha de amostragem do inverno de 2013, especialmente em março, que registou uma taxa de precipitação superior a 220 mm, cerca de 2,5 a 5 vezes superior à média [179], era de esperar que os TRHs fossem reduzidos. De acordo com os nossos resultados, a eficiência média global de remoção (Figura 6) foi inferior em

verão (72,02), seguido do inverno (74,21%), outono (81,19%) e primavera (100%). No verão, a percentagem média de remoção observada foi semelhante à do período de inverno, devido à baixa remoção da ETAR 13 durante este período.

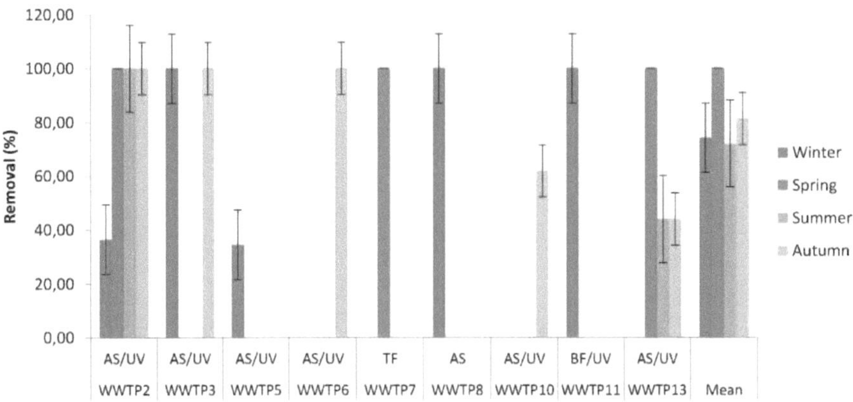

Figura 6. Variações sazonais na remoção de todos os SSRI (AS/UV-lamas activadas com desinfeção por UV; TF-filtros de decantação; BF/UV-biofiltração com desinfeção por UV). As barras de erro representam o erro padrão da média de cada estação.

Avaliação dos riscos ambientais

Os dados supramencionados sobre a ocorrência e o destino dos SSRI são cruciais para melhorar a ARA de modo a avaliar as consequências sanitárias, ecológicas e económicas. Uma vez que a concentração dos SSRI na água é baixa, os dados ecotoxicológicos a longo prazo são preferíveis aos dados a curto prazo. Contudo, devido à falta de estudos toxicológicos a longo prazo, uma abordagem generalizada é a utilização de dados de estudos a curto prazo (EC50 ou LC50) para calcular as PNEC [94,95]. Deve ter-se em conta que a escolha dos dados pode obviamente afetar o resultado. As concentrações mais elevadas de SSRIs nas amostras de águas residuais de efluentes (para definir o pior cenário), os valores PNEC (juntamente com os factores de avaliação utilizados) e os quocientes de risco considerados para cada analito são apresentados na Tabela 15.

Tabela 15. Concentrações ambientais máximas (MEC) em águas residuais de efluentes, PNEC e RQ para algas, dafnídeos e peixes para os SSRI estudados.

SSRI	MEC (ng L^{-1})	PNEC (ng L^{-1}) algae	RQ algae	PNEC (ng L^{-1}) daphnids	RQ daphnids	PNEC (ng L^{-1}) fish	RQ fish
Citalopram	213.60	360.00 [a,b]	0.59	80000 [c,d] [180]	0.0027	4467 [b,e]	0.048
Paroxetine	81.10	260.00 [a,b]	0.31	22000 [c,d] [180]	0,0037	3293 [b,e]	0.025

[a] A EC50 foi estimada com o ECOSAR
[b] AF=1000
[c] dados a longo prazo
[d] AF=10
[e] A LC50 foi estimada com o ECOSAR

De acordo com estes resultados, tanto o citalopram como a paroxetina, os únicos SSRIs encontrados em águas residuais de efluentes, têm um RQ inferior a 1, pelo que não se espera qualquer risco. No entanto, poderia esperar-se um certo risco para estas substâncias com um RQ calculado para as algas entre 0,1 e 1, mais precisamente, 0,59 e 0,31, para o citalopram e a paroxetina, respetivamente. De acordo com os resultados, as algas parecem ser as espécies mais sensíveis, seguidas dos peixes e dos dafnídeos. Tanto quanto sabemos, existe pouca informação disponível sobre a ecotoxicidade individual do citalopram e da paroxetina [180-182]. No entanto, é de notar que, dada a mistura destes compostos com os mesmos mecanismos farmacológicos, podem ser esperados efeitos aditivos ou mesmo sinérgicos, sendo o perigo real superior ao calculado. Por exemplo, Henry e Black (2007) relataram que as concentrações estimadas para induzir 50% de mortalidade de *Ceriodaphnia dubia* em 48 h para a paroxetina e o citalopram variaram de 2,23 a 3,57 e de 10,47 a 14,53 pM, respetivamente, enquanto que para a mistura destes compostos (factores de concentração relativa de 1 e 5,27, respetivamente) a concentração foi de 8,76 pM, para a soma de ambos os compostos.

Provavelmente, a diluição das águas residuais nas águas superficiais receptoras pode ser suficiente para atenuar o risco ecotoxicológico estimado. De facto, a atenuação do risco colocado pela ocorrência de produtos farmacêuticos no efluente tratado deve-se não só à diluição da massa de água recetora, mas também aos processos autodepurativos que ocorrem na fase aquosa na massa da massa de água recetora, bem como aos processos fotocatalíticos quando os produtos farmacêuticos atingem o ambiente e permanecem nos sistemas de água livre (rios, lagos, mar, etc.) [95].

Esta avaliação de risco tem as suas limitações devido à falta de estudos toxicológicos, nomeadamente estudos a longo prazo e estudos a longo prazo ao longo do tempo de vida dos organismos (especialmente com peixes). No entanto, é um contributo para avaliar o risco ecotoxicológico que estes produtos farmacêuticos representam para os organismos aquáticos que já foram descritos como tendo efeitos notáveis, incluindo a desregulação endócrina estrogénica [146].

Conclusões

Com base nos nossos resultados, é evidente a presença de citalopram no ambiente aquático de algumas regiões portuguesas. O citalopram foi o ISRS mais frequentemente encontrado, com cargas mássicas médias mais elevadas, em amostras de influentes e efluentes. A fluoxetina, a sertralina e a paroxetina foram detectadas em cargas médias de massa mais baixas. A paroxetina foi encontrada em amostras de afluentes e efluentes, ao passo que a fluoxetina e a sertralina só foram detectadas nos afluentes. As ETAR não foram capazes de remover completamente estes fármacos; no entanto, a eficiência global de remoção foi de 82,24%. A eficiência de remoção foi menor no inverno (74,21%), no verão (72,02%) e no outono (81,19%), em comparação com a primavera (100%).

Os nossos resultados demonstram as variações na prescrição e utilização de SSRIs entre as cinco regiões portuguesas em estudo. Foram encontradas amostras contaminadas nas ETARs de Lisboa, Alentejo, Centro e Norte (28,25, 19,01, 16,55 e 6,98 mg/dia/1000 hab., respetivamente). Na região do Algarve não foram encontradas amostras contaminadas. Como esperado, observou-se um padrão sazonal na presença de SSRIs nas águas residuais afluentes. As concentrações de SSRIs nas águas residuais influentes foram mais elevadas no outono, seguidas da primavera, inverno e verão.

Finalmente, depois de avaliar o potencial risco ecotoxicológico dos SSRIs para diferentes níveis tróficos de organismos aquáticos, expostos aos efluentes estudados, concluímos que o citalopram e a paroxetina, os únicos SSRIs encontrados nas águas residuais dos efluentes, têm RQ inferior a 1. As algas parecem ser as espécies mais sensíveis, seguidas pelos peixes e dafnídeos.

A fim de avaliar as consequências sanitárias, ecológicas e económicas, estes dados são importantes para estimar o padrão de contaminação europeu e abordar a ERA dos SSRI. Devem ser estabelecidas estratégias sustentáveis para minimizar o impacto dos SSRI no ambiente e dar prioridade às medidas.

Agradecimentos
Os autores agradecem à Fundação para a Ciência e a Tecnologia (FCT), através dos projectos vPEst-OE/SAU/UI0177/2011 e PTDC/AAC-AMB/120889/2010 o apoio financeiro, e à bolsa de pós-doutoramento concedida a L.J.G. Silva (SFRH/BPD/62877/2009). Os autores agradecem também ao Laboratório de Espectrometria de Massa (LEM) do Nó CEF/UC integrado na Rede Nacional de Espectrometria de Massa (RNEM) de Portugal, pelas análises de MS, e a Fátima Nunes por toda a assistência. Finalmente, agradecemos a todas as pessoas dos grupos Águas de Portugal, Águas de Gaia e Águas da Figueira, S.A., que prestaram assistência técnica na recolha das amostras de águas residuais.

CAPÍTULO 6 - RISCO AMBIENTAL DOS FÁRMACOS NAS ÁGUAS RESIDUAIS PORTUGUESAS E SELECÇÃO DAS ÁGUAS SUPERFICIAIS MAIS AFECTADAS

De acordo com a Diretiva 2013/39/UE, as águas superficiais mais representativas, no que diz respeito à contaminação por produtos farmacêuticos, foram seleccionadas com base num exercício de monitorização a nível nacional. Para cumprir este objetivo, e dado que as estações de tratamento de águas residuais (ETAR) são consideradas as principais fontes pontuais de contaminação ambiental por fármacos, a ocorrência, o destino e a avaliação do risco ambiental (ARA) de onze dos fármacos mais consumidos, pertencentes a várias classes terapêuticas, foram avaliados em 15 ETAR (afluentes (WWIs) e efluentes (WWEs)), de cinco regiões diferentes durante um ano (4 campanhas de amostragem).

Os resultados mostraram que todas as amostras estavam contaminadas com pelo menos 1 e até 8 dos 11 produtos farmacêuticos visados. As concentrações mais elevadas observadas foram 150 e 33 pg L^{-1} para WWI e WWE, respetivamente.

Relativamente à influência temporal e espacial, as regiões do inverno, Alentejo, Algarve e Centro apresentaram cargas de massa mais elevadas. A ERA representada por 7 dos fármacos seleccionados apresentou um quociente de risco superior a 1 para os três níveis tróficos. Os nossos resultados evidenciam que os rios Mondego, Tejo, Ave, Trancão, Fervença e Xarrama devem ser seleccionados como estações de monitorização das águas superficiais.

Este estudo fornece uma boa visão geral sobre a contaminação por fármacos nas ETARs e o seu impacto nas águas superficiais em Portugal. Assim, foi fornecida uma abordagem mais integradora para classificar e priorizar os produtos farmacêuticos, com base numa avaliação integrada da ERA e da exposição das águas superficiais, para apoiar a futura seleção das 6 estações de monitorização mais representativas em Portugal, conforme exigido pela diretiva acima mencionada.

Introdução

Os produtos farmacêuticos são concebidos para exercer um efeito biológico, possuindo características diferentes e, consequentemente, produzindo perfis de exposição ambiental diferentes. Uma vez que a sua utilização não pode ser evitada, uma avaliação sólida do risco da sua presença no ambiente é uma questão fundamental que deve ser abordada para cumprir a Diretiva-Quadro da Água (DQA) da União Europeia (UE) [184,185]. Consequentemente, três produtos farmacêuticos passaram a fazer parte da lista de observação da DQA estabelecida pela recente diretiva 2013/39/UE. Esta lista é dinâmica, mudando com a consciencialização sobre a persistência no ciclo da água e a sua validade no tempo é limitada. Por conseguinte, a identificação e a definição de prioridades para os novos produtos farmacêuticos são objectivos importantes a atingir em futuras actualizações [186].

Dados de monitorização de alta qualidade, juntamente com dados sobre os efeitos ecotoxicológicos e toxicológicos, são cruciais para a avaliação do risco ambiental (ERA) associado ao seu impacto no mesocosmo aquático e na saúde humana, que irá apoiar a seleção de possíveis novas substâncias prioritárias [147,187,188]. De um modo geral, as massas de água europeias ainda não têm em conta os dados farmacêuticos sobre esta questão e Portugal é um bom exemplo deste facto, uma vez que apenas estão disponíveis alguns dados isolados sobre a ocorrência de fármacos [95,97,163,166,189]. É necessária uma monitorização sistemática que abranja vários grupos terapêuticos e que tenha representatividade temporal e espacial, de modo a fornecer uma visão clara da contaminação do compartimento hídrico por fármacos [190].

As águas residuais são consideradas como a principal via de entrada dos produtos farmacêuticos no ambiente [191]. De facto, vários estudos argumentam que as estações de tratamento de águas residuais (ETAR) não são capazes de remover completamente os produtos farmacêuticos, libertando continuamente resíduos excretados na urina e nas fezes, quer como compostos inalterados quer como metabolitos [96,97,172,173,192-195].

Como parte da estratégia implementada pela Diretiva 2013/39/UE, todos os Estados-Membros devem monitorizar cada substância da lista de vigilância em estações de monitorização representativas de águas superficiais seleccionadas, o que, no caso de Portugal, diz respeito a 6 locais de amostragem [196].

Em consonância com esta diretiva, propõe-se um exercício baseado na monitorização, fornecendo evidências científicas das águas superficiais mais afectadas e actualizando a informação necessária para a priorização de produtos farmacêuticos. Desta forma, foi efectuada a ocorrência dos fármacos mais consumidos em Portugal [150]: alprazolam, lorazepam e zolpidem, azitromicina e ciprofloxacina, sinvastatina, bezafibrato e gemfibrozil, e ibuprofeno, diclofenac e paracetamol, em 15 ETARs, de 5 regiões diferentes de Portugal, durante 4 estações do ano.

Uma avaliação mais realista da qualidade da água contribuiu para uma abordagem mais integradora para classificar e hierarquizar os fármacos, com base numa avaliação integrada da ERA e da exposição das águas superficiais, fornecendo apoio para a futura seleção das 6 estações de monitorização mais representativas em Portugal, tal como exigido pela diretiva acima mencionada [197].

Procedimentos experimentais

Amostragem

Foram recolhidos os afluentes (WWI) e efluentes (WWE) de 15 ETARs diferentes, localizadas em 5 regiões portuguesas, Norte, Centro, Lisboa e Vale do Tejo, Alentejo e Algarve. Estas ETAR estão projectadas para 6850 a 756.000 equivalentes de população, representando 26,3% da população nacional (10.457.300, em 2013), com cargas médias que variam entre 349 e 140.000 m^3 por dia, tendo os seus pontos de descarga nos principais rios portugueses e no Oceano Atlântico. Estão vocacionadas para o tratamento de águas residuais domésticas, hospitalares e industriais, funcionando com tratamentos secundários ou terciários [197].

As campanhas de amostragem WWI e WWE, realizadas em 2013 e 2014, foram efectuadas durante um ano de estudo de acompanhamento, abrangendo quatro períodos de amostragem; entre 14 de maio/04 de junho (2013) - primavera, 11 de julho/14 de agosto (2013) - verão, 24 de outubro/7 de novembro (2013) - outono e 30 de janeiro/11 de fevereiro (2014) - inverno. Para cada instalação foram recolhidas amostras, em contentores de polietileno de alta densidade previamente lavados com água bidestilada, como amostras compostas de influente e efluente proporcionais ao tempo de 24 horas. As amostras foram mantidas refrigeradas (±4 °C) durante o transporte para o laboratório. Após a receção, as amostras foram congeladas e armazenadas a -20 °C até à análise.

Extração em fase sólida e análise LC/MS-MS

O procedimento analítico baseou-se num método previamente descrito e revalidado para a identificação e quantificação destes produtos farmacêuticos em amostras de águas residuais e de águas residuais provenientes de ETAR [96,166,197].

Resumidamente, após descongelar e atingir a temperatura ambiente, as amostras foram acidificadas com ácido clorídrico (37%) até ao pH 2 e filtradas. A extração em fase sólida (SPE) foi realizada através de cartuchos Oasis MAX (500 mg, 6 mL).

A análise instrumental foi realizada num sistema de cromatografia líquida com deteção de massa em tandem (LC/MS-MS) equipado com um espetrómetro de massa de armadilha de iões Varian 500 MS no Instituto da Água da Região do Norte (IAREN), um laboratório da rede NORMAN. O sistema foi montado com uma coluna analítica de dimensões curtas, Pursuit UPS C18 (2.1mm i.d.x50 mm, 2.4 mm) da Varian e uma coluna de guarda com as mesmas características (2.1mm i.d.x10 mm, 3 mm). A separação cromatográfica foi obtida utilizando um caudal de 300 ,u.L min^{-1} e um gradiente de metanol e ácido fórmico 10 mM em água Milli Q, como se segue. O programa de gradiente começou com 25% de metanol, passando para 75% de metanol em 8 minutos, depois para 100% de metanol em 10 minutos e mantendo-se até 13 minutos.

Estimativas de carga de massa

As cargas em massa de todos os fármacos foram calculadas para cada período de amostragem multiplicando a concentração medida de cada fármaco pelo caudal médio diário das águas residuais fornecido por cada ETAR. As cargas das ETAR foram normalizadas pelo equivalente de população [197].

Avaliação dos riscos ecotoxicológicos

A avaliação do risco ecotoxicológico potencial para o compartimento aquático baseou-se numa abordagem dupla. De acordo com a diretriz sobre a ARA dos medicamentos para uso humano [3], a avaliação do risco é efectuada calculando o quociente de risco (QR), utilizando três níveis tróficos diferentes representativos do ecossistema aquático (algas, dafnídeos e peixes), entre a concentração ambiental medida (CEM) e a concentração previsível sem efeitos (CNEO), em que as concentrações individuais máximas de fármacos encontradas nos resíduos de água para consumo humano foram utilizadas como CEM para definir uma abordagem do pior cenário possível [94-96]. Além disso, também utilizámos uma segunda abordagem, utilizando as concentrações médias de cada fármaco como MEC, em vez das concentrações individuais máximas.

Os valores PNEC foram calculados através da aplicação de um fator de incerteza (UF) de 10 à concentração sem efeitos observados (NOEC) a longo prazo e de valores de 50 e 1000 aos valores da concentração com efeitos menos observados (LOEC) a curto prazo e da concentração letal (efectiva) L(E)C50, respetivamente [96,97]. A UF é uma expressão do grau de incerteza na extrapolação dos dados de ensaio num número limitado de espécies para o ambiente real [3]. Quando não estavam disponíveis valores experimentais, foram utilizados os valores L(E)C50 estimados com o ECOSAR 1.11.

Se o QR calculado for igual ou superior a 1, existe uma situação de risco ambiental potencial, ao passo que, quando os valores são inferiores a 1, não se prevê qualquer risco.

Seleção das ETARs mais representativas e das águas superficiais mais afectadas

A seleção das ETAR mais representativas foi calculada multiplicando as concentrações encontradas na WWE pelo respetivo caudal, para cada ETAR em cada estação do ano, obtendo-se a quantidade de fármacos libertados por cada ETAR no meio aquático, avaliando-se assim as águas superficiais mais impactadas. Estes valores foram também refinados com a diluição atribuída aos diferentes caudais dos rios, fornecida pela Agência Portuguesa do Ambiente (APA). A contaminação média das águas superficiais foi também avaliada, utilizando os desvios-padrão dos níveis de contaminação.

Análise estatística

A análise estatística completa foi efectuada utilizando o GraphPad Prism (6.01, GraphPad Software, Inc., San Diego, EUA). Para testar se os conjuntos de dados tinham uma distribuição gaussiana, foi utilizado o teste de normalidade D'Agostino-Pearson. Uma vez que a maioria dos conjuntos de dados não tinha uma distribuição normal, com variâncias não homogéneas, foram aplicados testes não paramétricos. O teste de Kruskal-Wallis com pós-teste de Dunns foi utilizado para a comparação entre cada um e o total de produtos farmacêuticos nos diferentes locais de amostragem. O nível de significância estatística foi fixado em $p < 0,05$ [75].

Resultados e discussão

Ocorrência

Em geral, os resultados mostraram que, como esperado, as frequências de contaminação, os níveis de concentração e as cargas em massa eram mais elevados nas amostras da Primeira Guerra Mundial, embora tenham sido observadas algumas excepções. Dos 11 fármacos visados, apenas dois não estavam presentes, o alprazolam e o zolpidem, estando todas as amostras contaminadas com pelo menos um, e até 8 fármacos [197].

Relativamente à frequência individual de contaminação, o paracetamol e o bezafibrato foram detectados em todas as amostras analisadas do WWI, enquanto no WWE o bezafibrato foi o que apresentou valores mais elevados. No que diz respeito à frequência de cada grupo terapêutico, embora com valores mais elevados no WWI, a ordem decrescente, tanto no WWI como no WWE, foi: reguladores lipídicos; anti-inflamatórios; antibióticos e ansiolíticos.

As concentrações médias (cargas mássicas) por grupo terapêutico, por ordem crescente, foram as seguintes: ansiolíticos, reguladores lipídicos, antibióticos e anti-inflamatórios com 13,5 (1,6), 3223,1 (335.9), 3346,3 (515,5) e 15.584,9 ng L^{-1} (2238,2 mg/dia/1000 hab.), nas amostras da WWI e 14,1 (1,7), 693,5 (107,5), 886,9 (113,8) e 1806,6 ng L^{-1} (120,9 mg/dia/1000 hab.) nas amostras da WWE. A comparação entre os grupos terapêuticos apresentou diferenças estatisticamente significativas, com exceção da comparação entre reguladores lipídicos e anti-inflamatórios na WWI e para antibióticos e anti-inflamatórios na WWE.

Os níveis de concentração variaram de não detectado a 150.000,0 ng L^{-1} (23.580,3 mg/dia/1000 hab.) e de não detectado a 32.000,0 ng L^{-1} (4056,3 mg/dia/1000 hab.), na WWI e WWE, respetivamente. O paracetamol foi o composto farmacêutico com a concentração média mais elevada e o nível mais elevado, 41 022,5 ng L^{-1} (5815,2 mg/dia/1000 hab.) e 150 000,0 (23 580,3), respetivamente.

Estes resultados são consistentes com os relatados anteriormente por outros autores em amostras de águas residuais em todo o mundo, onde a concentração encontrada em WWI e WWE foi de até 292 pg L_{-1} e 24,6 pg L_{-1}, respetivamente [177,198]. Relativamente à UE, também foram observados resultados semelhantes, com concentrações na WWI e WWE na gama de ng L^{-1} e pg L^{-1} [95,163,173,199,200].

Variação espacial e temporal

Embora tenha sido efectuada alguma investigação para compreender o destino dos produtos farmacêuticos nas ETAR portuguesas [95,97,166], esta abordagem deve ser realizada a nível nacional, abrangendo diferentes regiões geográficas, que podem apresentar discrepâncias devido ao nível de utilização de produtos farmacêuticos, à demografia da população, às práticas culturais, às características ambientais e climáticas e às infra-estruturas relacionadas com o tratamento de águas residuais [201].

Apesar de não ter sido encontrada significância estatística nos dados entre as cargas mássicas totais e de cada grupo terapêutico nas diferentes regiões, no WWI o Alentejo e o Algarve apresentaram valores mais elevados (Figura 7). O aumento das cargas mássicas no Alentejo pode ser explicado pelo facto de esta região ter o maior índice de envelhecimento de Portugal e, consequentemente, um maior consumo de medicamentos. O Algarve é um conhecido destino de férias e no verão o número de habitantes triplica. A população-equivalente servida durante este período é muito superior, aumentando os caudais globais e consequentemente as cargas mássicas. Relativamente à WWE, o Centro e o Algarve obtiveram cargas mássicas mais elevadas do que as restantes regiões.

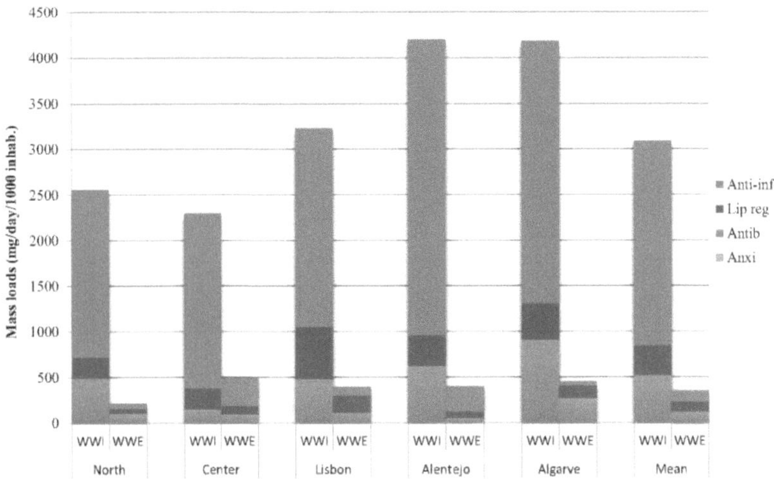

Figura 7. Influência espacial (Anx - ansiolíticos e hipnóticos; Antib - antibióticos); Lip reg - reguladores lipídicos; Anti-inf - anti-inflamatórios e analgésicos).

No que respeita à influência temporal, o inverno foi claramente a estação com cargas de massa superiores, tanto na WWI como na WWE (Figura 8), seguido do outono, verão e primavera. Uma vez que a maioria destes compostos se degrada facilmente com temperaturas elevadas, seria previsível que se encontrassem concentrações mais baixas no verão, tanto na WWI como na WWE. No entanto, as cargas de massa foram mais elevadas no verão em comparação com a primavera, em resultado do aumento do turismo nos meses de verão. Além disso, alguns produtos farmacêuticos, como os antibióticos e os anti-inflamatórios, têm taxas de consumo mais elevadas durante o inverno, o que leva a diferenças de contaminação entre o inverno e as outras estações.

Apesar das diferenças, não foi encontrada significância estatística entre as estações, nem em cada grupo terapêutico, nem na soma de todos os fármacos por estação. Estes resultados fornecem informações úteis para fins de gestão e para uma monitorização orientada para o ambiente [202].

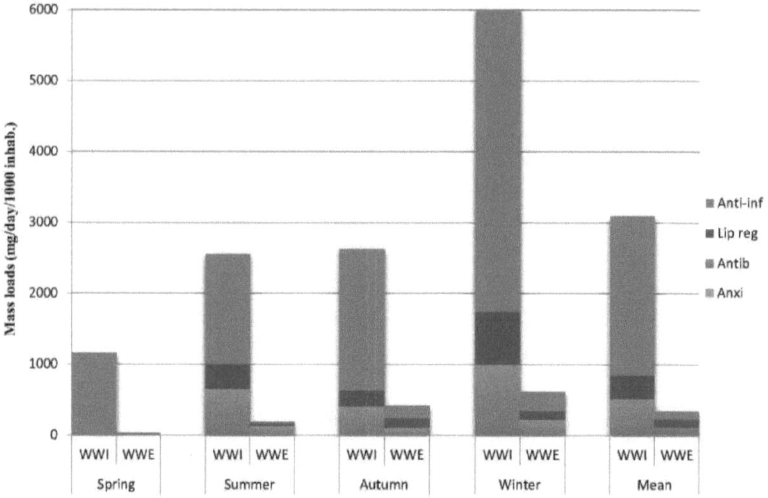

Figura 8. Influência temporal. (Anx - ansiolíticos e hipnóticos; Antib - antibióticos; Lip reg - reguladores lipídicos; Anti-inf - anti-inflamatórios e analgésicos).

Avaliação dos riscos ambientais (ARA)

Atualmente, as listas de prioridades de produtos farmacêuticos baseiam-se no conceito de ERA, que tem em conta o efeito potencial de um determinado produto farmacêutico e o seu nível de exposição. Embora seja muito difícil estimar se os efeitos adversos dos produtos farmacêuticos nos organismos não visados ocorrerão a níveis ambientais baixos, os QR podem ser um instrumento de medida útil que melhora a ARA de forma a avaliar as consequências para a saúde, ecológicas e económicas [170].

Utilizando a abordagem recomendada pela EMA [3], os RQs foram fornecidos dividindo a concentração mais elevada de fármacos nas amostras de WWE (MECs) pelos valores PNECs, considerando as UFs acima mencionadas (Figura 9 (A)). Dos 9 fármacos encontrados nos efluentes líquidos, 7 apresentaram QRs superiores a 1 para pelo menos um nível trófico, representando um risco para algas, dafnídeos e peixes. Os valores de QR encontrados variaram entre 469 para a sinvastatina e zero para o alprazolam e o zolpidem, sendo os ansiolíticos o único grupo terapêutico que não apresentou risco ambiental. No entanto, é de esperar um certo risco para as substâncias com um RQ entre 0,1 e 1, incluindo, desta forma, todos os fármacos que foram detectados no WWE. Além disso, mesmo para Se as QR forem superiores a 10, um efeito de diluição previsto de 10 nas massas de água receptoras não atenua os possíveis riscos ambientais [3].

Utilizando uma abordagem menos conservadora, avaliámos também a ARA com as concentrações médias como CME (Figura 9 (B)). Embora esta avaliação tenha apresentado valores mais baixos para os RQs, como esperado, 5 fármacos ainda tinham RQs superiores a 1, destacando o facto de que representa um risco para os 3 níveis tróficos considerados.

Ambas as abordagens não permitiram observar um padrão claro relativamente aos níveis tróficos mais sensíveis. De notar ainda que, dada a mistura destes compostos, nalguns casos com os mesmos mecanismos farmacológicos, poderiam ser esperados efeitos aditivos ou mesmo sinérgicos, sendo o perigo real superior ao calculado [95,98,148,194,203].

A falta de estudos toxicológicos, nomeadamente estudos a longo prazo e estudos a longo prazo ao longo do tempo de vida dos organismos, indica que esta avaliação de risco tem as suas limitações [187]. No entanto, esta é uma contribuição para avaliar o risco ecotoxicológico que estes produtos farmacêuticos representam para os organismos aquáticos.

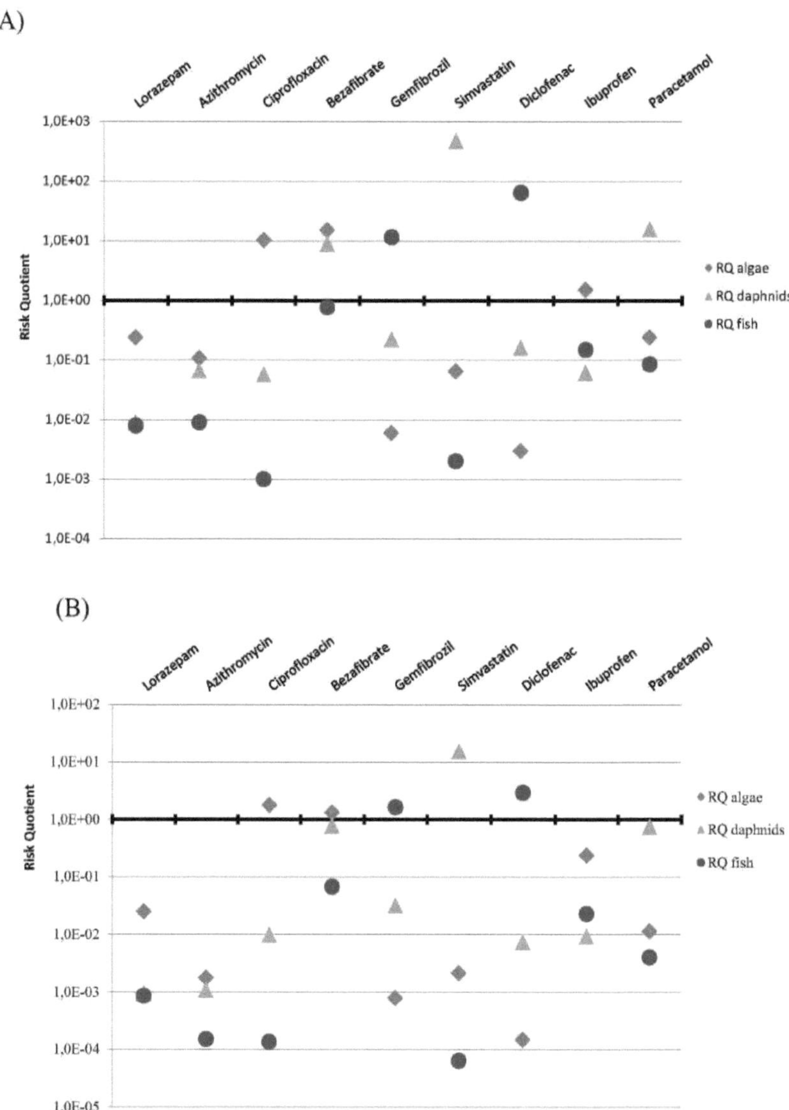

Figura 9. Avaliação dos riscos ambientais. (A) Utilizando o pior cenário possível;
(B) Utilizando a média.

Seleção das ETARs mais representativas e das águas superficiais mais afectadas

As ETARs são a principal fonte de fármacos no meio aquático e a contaminação por EGB deve ser considerada na seleção das 6 estações de monitorização representativas das águas superficiais em Portugal, conforme exigido pela Diretiva 2013/39/UE.

De forma a garantir a representatividade das amostras e tendo em vista a implementação da Diretiva 2013/39/UE, as estações de monitorização propostas, deverão estar localizadas a 500 m a jusante dos pontos de descarga das ETAR's, permitindo assim uma completa homogeneização das águas superficiais receptoras e da ETAR.

Esta avaliação foi efectuada multiplicando a concentração encontrada na ETAR pelo caudal de cada ETAR (Figura 10 (A)). Estes valores foram depois refinados, para prever a contaminação das águas superficiais, tendo em conta o caudal e, consequentemente, o fator de diluição dos rios receptores (Figura 10 (B)). De acordo com a APA, os rios Mondego, Tejo e Guadiana têm um caudal médio de 100, 500 e 500 m^3 s^{-1} , respetivamente, enquanto que para os restantes é de aproximadamente 50 m^3 s^{-1} .

A Figura 10 compara os produtos farmacêuticos libertados pelas ETAR. Como esperado, com pequenas excepções, as ETAR com maior equivalente de população têm maior quantidade de produtos farmacêuticos libertados para as águas de superfície receptoras. Em geral, e por ordem decrescente, as ETAR 11, 7, 6, 10, 5, 14 e 1 libertam as maiores quantidades de produtos farmacêuticos.

Relativamente à contaminação das águas superficiais, excluindo as que descarregam no Oceano Atlântico, foi possível prever que os rios mais contaminados são os impactados pelas ETARs 7, 6, 11, 5, 9 e 12. Estes resultados sugerem que os rios Mondego, Tejo, Ave, Trancão, Fervença e Xarrama devem ser seleccionados para estações de monitorização de águas superficiais (Figura 10). Deve-se também ter em conta que mais do que uma ETAR pode descarregar os seus efluentes numa bacia hidrográfica e que podem ser observados efeitos aditivos.

Estamos conscientes de que a seleção das estações de monitorização das águas superficiais deve considerar não só as águas superficiais mais contaminadas, mas também a sua contaminação média. No entanto, as estações de monitorização representativas previamente seleccionadas já incluíam os rios com contaminação média, Fervença e Xarrama.

Os resultados obtidos para a contaminação média prevista das águas superficiais variaram entre 0,1 e 64,2 ng L^{-1} relativamente à soma dos 11 fármacos, sendo os anti-inflamatórios e os reguladores lipídicos os grupos terapêuticos com maior impacto na águas superficiais, com médias de 6,5 e 5,4 ng L^{-1} , respetivamente. Embora ligeiramente inferiores, estes valores estão de acordo com outros estudos, em que foram observadas concentrações até 1014 ng L^{-1} e concentrações médias, normalmente inferiores a 100 ng L^{-1} [200,204,205]. Estes valores foram também semelhantes aos previstos num exercício de modelização realizado em Inglaterra para o ibuprofeno e o diclofenac, 24 e 14 ng L^{-1} , respetivamente [188].

(A)

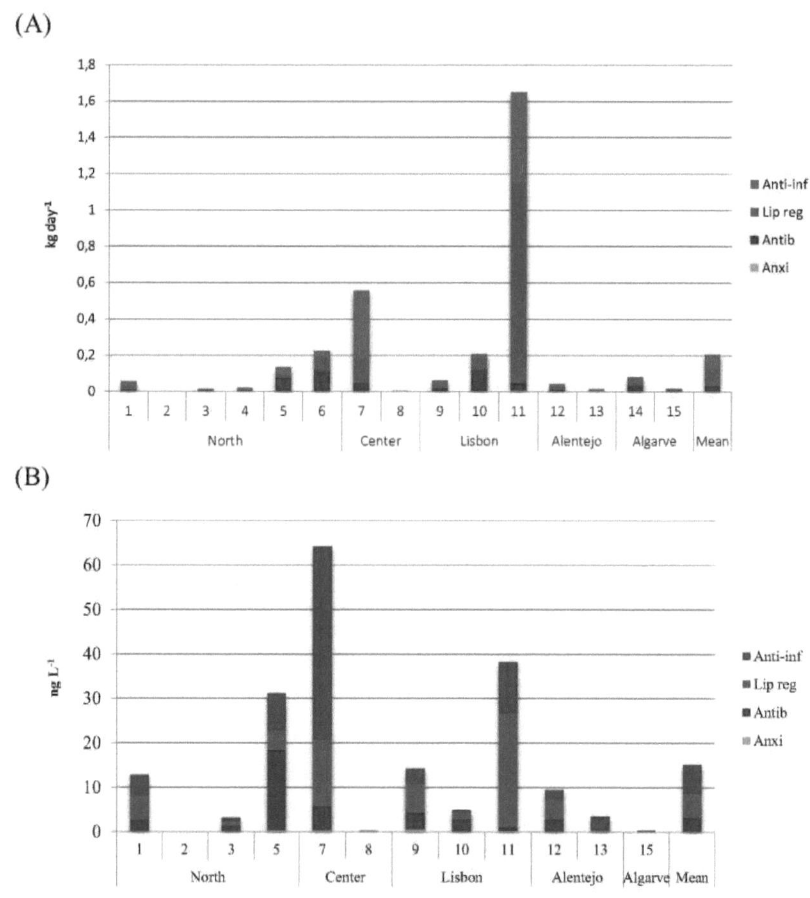

Figura 10. Contaminação aquática. (A) Quantidade libertada por cada ETAR; (B) Concentração prevista nas águas superficiais. (Anx - ansiolíticos e

hipnóticos; Antib - antibióticos; Lip reg - reguladores lipídicos; Anti-inf - anti-inflamatórios e analgésicos).

Conclusões

Este exercício de monitorização, desenvolvido em 15 ETARs, ao longo de quatro campanhas de amostragem durante um ano, evidencia que os fármacos seleccionados são omnipresentes no meio aquático português, devendo este facto ser reconhecido como uma questão prioritária nas políticas ambientais, tanto a nível nacional como europeu.

Em geral, os resultados mostraram que, como esperado, as frequências de contaminação, os níveis de concentração e as cargas mássicas eram mais elevados nas amostras da Primeira Guerra Mundial. Todas as amostras estavam contaminadas com pelo menos um, e até 8, dos 11 fármacos visados. Apenas o alprazolam e o zolpidem não foram detectados. As concentrações mais elevadas observadas foram 150 e 32 pg L^{-1} para a I Guerra Mundial e a WWE, respetivamente.

Relativamente à influência temporal, o inverno foi a estação com valores mais elevados, tanto na WWI como na WWE. Quanto à influência espacial, na WWI, o Alentejo e o Algarve apresentaram cargas de massa superiores às restantes regiões, enquanto que na WWE, as regiões Centro e Algarve foram as que apresentaram cargas de massa mais elevadas.

Após a avaliação do potencial risco ecotoxicológico dos fármacos seleccionados, concluímos que 7 fármacos tinham um QR superior a 1 e até 469, representando um possível risco para os três níveis tróficos diferentes. Para além disso, mesmo quando as concentrações médias foram utilizadas para a ARA, 5 produtos farmacêuticos continuaram a ter QR superiores a 1.

Por último, com base nos nossos resultados, e em conformidade com a Diretiva 2013/39/UE, os rios Mondego, Tejo, Ave, Trancão, Fervenga e Xarrama devem ser seleccionados como estações de monitorização, uma vez que são focos de contaminação por produtos farmacêuticos nas águas superficiais em Portugal.

Foi possível obter uma imagem global da contaminação por fármacos em Portugal, um importante contributo para a Diretiva 2013/39/UE, que aborda a preocupação com a contaminação aquática por fármacos, estabelecendo medidas prioritárias e estratégias sustentáveis, para minimizar o seu impacto no meio aquático.

Agradecimentos

Os autores agradecem à Fundação para a Ci^A encia e a Tecnologia (FCT) o apoio financeiro através do projeto PTDC/AAC-AMB/120889/2010, UID/QUI/50006/2013 e a bolsa concedida a L.J.G. Silva (SFRH/BPD/62877/2009). Os autores agradecem também ao Instituto da Água da Região do Norte (IAREN) de Portugal, pelas análises de MS. Finalmente, agradecemos a todas as pessoas dos grupos

Aguas de Portugal, Aguas de Gaia e Aguas da Figueira, S.A., que prestaram assistência técnica na recolha das amostras de águas residuais.

CAPÍTULO 7 - ANTIBIÓTICOS DO GRUPO DAS FLUOROQUINOLONAS NAS ÁGUAS SUPERFICIAIS PORTUGUESAS

Foi desenvolvido um novo método de deteção por LC - fluorescência baseado na utilização de uma coluna monolítica para a determinação de resíduos de antibióticos norfloxacina, ciprofloxacina e enrofloxacina em águas ambientais. As fluoroquinolonas (FQs) foram eluídas isocraticamente utilizando uma fase móvel constituída por uma solução de ácido fosfórico 0,025 M a pH 3,0 com tetrabutilamónio e metanol (960:40, v/v) através de uma coluna Chromolith Performance RP-18e (100x4,6 mm) a um caudal de 2,5 mL/min e detectadas nos comprimentos de onda de excitação e emissão de 278 e 450 nm, respetivamente. Após acidificação e adição de EDTA, as amostras de água foram extraídas utilizando um cartucho Oasis HLB. A linearidade foi avaliada na gama de 0,05 a 1 pg mL^{-1} e foram encontrados coeficientes de correlação de 0,9945 para a norfloxacina, 0,9974 para a ciprofloxacina e 0,9982 para a enrofloxacina. O limite de quantificação foi de 25 ng L^{-1} para as três FQs. A recuperação de FQs adicionadas às amostras de água do rio a níveis de fortificação de 25, 50 e 100 ng/L variou entre 76,5 e 91,0% para a norfloxacina, 78,5 e 97,2% para a ciprofloxacina e 79,4 e 93,6% para a enrofloxacina. Este método foi aplicado com sucesso à análise de amostras de água do rio Mondego, tendo sido detectados resíduos de ciprofloxacina e enrofloxacina em oito amostras de água.

Introdução

Os compostos farmacêuticos são contaminantes generalizados do ambiente aquático. Uma vez que, tradicionalmente, não têm sido considerados contaminantes ambientais, o estudo da sua presença no ambiente é, de certa forma, um novo domínio de investigação que se desenvolveu nos últimos anos. Os nossos conhecimentos actuais indicam que os resíduos de produtos farmacêuticos em quantidades vestigiais estão amplamente disseminados nos sistemas aquáticos [93].

Os antibióticos constituem um grande grupo de produtos farmacêuticos, que são amplamente administrados na medicina humana e veterinária. A utilização extensiva destes antibióticos pode resultar na sua presença no ambiente.

Acredita-se que os antibióticos são a maior preocupação entre todos os produtos farmacêuticos devido ao risco potencial de resistência bacteriana. Estudos efectuados nos Estados Unidos da América e na Europa detectaram bactérias resistentes aos antibióticos nas reservas de água potável [106,206].

De acordo com estudos e publicações anteriores, um dos grupos de antibióticos mais prevalecentes no ambiente, e particularmente nas águas de superfície, é o das fluoroquinolonas (FQ), amplamente utilizadas e altamente potentes [105,207,208].

As FQ administradas são largamente excretadas como compostos inalterados na urina e, consequentemente, descarregadas nos esgotos hospitalares ou nas águas residuais municipais [126].

Infelizmente, as estações de tratamento de águas residuais não são capazes de remover completamente estes compostos, pelo que quantidades significativas do composto ativo são transportadas para os sistemas aquáticos ambientais [126]. É possível que a utilização de lamas de depuração e de estrume animal como adubos em culturas agrícolas também contribua para a acumulação destes antibióticos nos solos, devido às suas fortes propriedades de sorção. O subsequente escoamento superficial, a lixiviação para camadas mais profundas do solo e, finalmente, para as águas subterrâneas, ou a deriva durante a aplicação de estrume, resultam na acumulação nas águas ambientais [209].

Por conseguinte, são necessários mais estudos de monitorização e vigilância a nível local para determinar exatamente como os antibióticos chegam aos cursos de água públicos e para obter uma melhor compreensão do transporte e do destino ambiental dos antibióticos.

Atualmente, estão disponíveis diferentes métodos para a determinação de FQs em amostras ambientais de água. As amostras de água são analisadas após extração em fase sólida por HPLC com deteção por fluorescência (FD), espetrometria de massa ou espetrometria de massa em tandem [112,210,211].

Embora tenham sido publicados vários estudos sobre a aplicação de colunas monolíticas na análise de antibióticos, esta é ainda uma área relativamente nova, apesar de um aumento acentuado nos últimos três anos [212-214].

O presente trabalho trata do desenvolvimento de uma nova metodologia por HPLC para a determinação de antibióticos FQ, nomeadamente norfloxacina (NOR), ciprofloxacina (CIP) e enrofloxacina (ENR), em águas ambientais, utilizando uma coluna monolítica de sílica Chromolith RP-18e e deteção por fluorescência. O método foi aplicado com sucesso na monitorização de vinte e duas amostras de água do rio Mondego, uma vez que este recebe os efluentes de estações de tratamento de águas residuais correspondentes a 210 000 equivalentes de população, incluindo quatro hospitais centrais, várias clínicas e indústrias pecuárias. Até à data, não foi publicado qualquer trabalho sobre a análise ambiental de produtos farmacêuticos utilizando colunas monolíticas [113].

Procedimentos experimentais

Amostragem

Um total de vinte e duas amostras de água de superfície do rio foram recolhidas em garrafas de vidro âmbar de 2 L em diferentes pontos (nas margens) do rio Mondego, perto de Coimbra, durante um período de inverno de três meses, de novembro de 2006 a janeiro de 2007. As amostras de água foram primeiro filtradas a vácuo através de um filtro de fibra de vidro (Schleicher&Schuell) para prevenir o entupimento do filtro de membrana de 0,2 lm (Schleicher&Schuell) utilizado na etapa de filtração seguinte, e armazenadas no escuro a 4-8°C [113].

Extração e limpeza

Após ajuste do pH a 4,0 com ácido sulfúrico (1 M) e adição de 186 mg de sal de EDTA di-potássico, um litro da amostra foi percolado através do cartucho Oasis HLB 6 cc (200 mg). O cartucho foi previamente condicionado com 5 mL de metanol e 4 mL de água Milli-Q. O passo de lavagem foi efectuado com água Milli-Q a pH 4,0. Em seguida, o cartucho foi eluído com 4 mL de metanol. Este eluato foi evaporado até à secura sob uma corrente suave de azoto e o resíduo foi redissolvido em 0,5 mL de fase móvel e filtrado através de um filtro de membrana de 0,45 ppm. O volume de eluato injetado foi de 50 pL.

Cromatografia líquida com deteção fluorimétrica (LC-FD)

O sistema de HPLC utilizado consiste em duas bombas modelo 307 (Gilson Medical Electronics, França), um injetor modelo 7125 (Rheodyne, Cotati, Califórnia, EUA) e um detetor fluorimétrico (LabAlliance, França) que funciona com um comprimento de onda de excitação de 278 nm e um comprimento de onda de emissão de 450 nm. A largura de banda espetral foi de 10 nm tanto para a excitação como para a emissão. Os resultados foram registados num integrador SP 4270 (Hewlett Packard, Filadélfia, EUA).

A separação cromatográfica foi realizada em 14 minutos por eluição isocrática com uma mistura constituída por ácido fosfórico 0,025 M, ajustado a pH 3,0 com tetrabutilamónio (TBA) e metanol (960:40) através de uma coluna monolítica Chromolith Performance RP-18e (100x4,6 mm) com uma pré-coluna monolítica de 10 mm da Merck (Darmstand, Alemanha). O sistema de HPLC foi operado à temperatura ambiente e o caudal foi de 2,5 ml/min.

Resultados e discussão

Resultados da validação

No procedimento de validação do método analítico, foram considerados os seguintes critérios: sensibilidade; linearidade; recuperação; precisão; e avaliação do efeito de matriz [113].

As curvas de calibração foram preparadas utilizando a análise de regressão linear e apresentaram bons ajustes na gama de 0,05 a 1 pg mL^{-1}. Os coeficientes de regressão médios (r^2) foram 0,9945 para NOR, 0,9974 para CIP e 0,9982 para ENR.

O limite de quantificação, calculado de acordo com a menor concentração que proporciona repetibilidades inferiores a 20%, foi de 25 ng L^{-1} para NOR, CIP e ENR.

A fim de verificar a ausência de potenciais substâncias interferentes em torno do tempo de retenção das FQ, foram analisadas amostras em branco de água (n = 6) para avaliar a especificidade do método. Não foram observadas interferências na região de interesse onde as FQs foram eluídas. Estes resultados demonstram claramente que as matrizes de amostras reais não tiveram qualquer efeito no desempenho do método proposto, que é, por conseguinte, adequado para a análise de níveis vestigiais de FQs em águas de superfície.

A exatidão do método foi estudada através da adição de amostras de água em três níveis de fortificação (25, 50 e 100 ng L^{-1}).

Os dados relativos à exatidão e precisão intradiárias foram determinados analisando, no mesmo dia, três réplicas de amostras fortificadas em três níveis e um branco (para verificar a existência de interferências). A exatidão e a precisão entre dias foram também determinadas extraindo lotes de três níveis de fortificação e analisando-os em três dias consecutivos. As recuperações para o nível de fortificação mais baixo foram geralmente superiores a 76,5, 78,5 e 79,4% para NOR, CIP e ENR, respetivamente, e a dependência da recuperação foi negligenciável, mostrando uma boa exatidão do método. Para os três níveis de fortificação, o desvio padrão relativo para todos os níveis de fortificação em cada dia para cada analito foi inferior a 12%, demonstrando uma boa precisão do método.

Aplicação a amostras reais

Um total de vinte e duas amostras de água foram analisadas nas condições descritas, tendo sido detectados ENR e CIP em oito amostras a níveis superiores ao LOQ, em concentrações que variaram entre 67,0 e 102,5 ng L^{-1} e entre 79,6 e 119,2 ng L^{-1} , respetivamente [113].

A efluência de FQs para as águas ambientais ocorre principalmente como compostos de origem e como consequência da utilização humana e animal. As FQs são bastante resistentes à degradação microbiana e estes compostos podem ser persistentes nas águas ambientais devido às suas fortes propriedades de sorção. Sabe-se que as quinolonas e as FQs são capazes de formar complexos estáveis com vários iões metálicos divalentes e trivalentes [215].

Uma vez que o ENR só é permitido em medicina veterinária, os resultados obtidos sugerem um contributo de fontes veterinárias e agrícolas. Existe um efeito visível de áreas agrícolas inundadas com água de retorno que transporta resíduos de ENR de solos superiores que foram fertilizados com estrume líquido.

A CIP está limitada à medicina humana, mas é também o principal metabolito do ENR utilizado em animais, produzido por N-desmetilação do anel etilpiperazina. Infelizmente, não é fácil decidir se a presença de CIP na água do rio tem origem na utilização humana ou veterinária.

Na literatura científica, as FQ foram encontradas em concentrações comparativamente elevadas em efluentes de estações de tratamento de águas residuais em países europeus, como a França (330 - 510 ng L^{-1}), a Itália (290 - 580 ng L^{-1}), a Grécia (460 ng L^{-1}) [112], a Suíça (249 - 405 ng L^{-1}) [216], e também nos EUA (19 - 45 ng L^{-1}) [112] e no Canadá (102 - 506 ng L^{-1}) [123].

Conclusões

No presente estudo, foi desenvolvido um novo método de HPLC utilizando uma coluna monolítica para identificar e quantificar níveis vestigiais de FQs em amostras ambientais reais de águas superficiais do rio Mondego. A utilização de uma coluna monolítica combinada com a deteção por fluorescência permite a análise rápida e sensível necessária para este tipo de análise. Verificou-se que o método cumpre os requisitos de validação para a determinação de NOR, CIP e ENR em águas superficiais ambientais.

A monitorização de resíduos de antibióticos é certamente uma questão importante para evitar possíveis resíduos nos sistemas de água utilizados para o abastecimento de água potável. ENR e CIP foram detectados em oito amostras em níveis superiores ao LOQ, em concentrações que variaram de 67,0 a 102,5 ng L^{-1} e de 79,6 a 119,2 ng L^{-1}, respetivamente.

Agradecimentos

Os autores agradecem o apoio financeiro da FCT/POCI (FEDER) para a realização deste estudo.

Observações finais

O risco mais proeminente para a saúde humana associado à utilização de antibióticos na criação intensiva de animais é a resistência bacteriana. Os programas de vigilância contínua a nível mundial são da maior importância para garantir a segurança alimentar, proteger a saúde pública e salvaguardar a eficácia futura dos antibióticos.

A nível mundial, os estudos científicos também registaram a presença de resíduos de antibióticos nas águas residuais e nas águas de superfície, mas o seu destino ambiental não é bem conhecido. Além disso, as quantidades de antibióticos utilizados estão a aumentar e os dados sobre as quantidades e os padrões de utilização são escassos. De acordo com os conhecimentos científicos actuais, os produtos farmacêuticos, com exceção dos antibióticos e das hormonas, não representam uma ameaça eminente para o ambiente, mas existem muito mais incertezas do que certezas e o interesse científico sobre as consequências de uma exposição ao longo da vida a misturas de baixos níveis de produtos farmacêuticos está a aumentar. Além disso, a sua natureza pseudopersistente torna-os um alvo intrigante para um estudo mais aprofundado.

A saúde humana e a saúde ambiental estão intimamente ligadas e os possíveis riscos devem ser conhecidos antecipadamente para os podermos prevenir. Devem ser definidas estratégias sustentáveis para minimizar o impacto dos produtos farmacêuticos na saúde humana e no ambiente e estabelecer medidas prioritárias.

Referências

1. OMS. 2011. Antimicrobianos de importância crítica para a medicina humana - 3ª Revisão 2011. doi:10.1017/CBO9781107415324.004.

2. Murphy D, Ricci A, Auce Z, Beechinor JG, Bergendahl H, Da D, Hederov J, Hekman P, Breathnach R, Persson EL, Ibrahim C, Kozhuharov E, Lenhardsson JM, Ma P, Malemis I, Markus-cizelj L, Michaelidou-patsia A, Nevalainen M, Pasquali P, Rouby J, Schefferlie J, Schlumbohm W, Schmit M, Spiteri S, Sr S, Taban L, Tiirats T, Urbain B, Vestergaard E, Swie AW-, Weeks J, Zemann B, Allende A, Bolton D, Chemaly M, Salvador P, Escamez F, Girones R, Herman L, Koutsoumanis K, Lindqvist R, N0rrung B, Robertson L, Ru G, Sanaa M, Simmons M, Skandamis P, Snary E, Speybroeck N, Sanders P, Bos M, Kunsagi Z, Edo JT, Brozzi R, Candiani D, Guerra B, Liebana E, Stella P, Threlfall J, Jukes H. 2017. Parecer científico conjunto da EMA e da EFSA sobre medidas para reduzir a necessidade de utilizar agentes antimicrobianos na criação de animais na União Europeia e os impactos resultantes na segurança dos alimentos (RONAFA). 15.

3. EMEA. 2006. DIRECTRIZ SOBRE O RISCO AMBIENTAL AVALIAÇÃO DOS MEDICAMENTOS PARA USO HUMANO. Londres.

4. Aarestrup FM. 2005. Utilização de medicamentos veterinários e resistência antimicrobiana em bactérias de origem animal. Basic Clin. Pharmacol. Toxicol. 96:271-281.

5. Economou V, Gousia P. 2015. Agricultura e animais de alimentação como fonte de bactérias resistentes a antimicrobianos. Infect. Drug Resist. 8:49-61.

6. Pena ALS, Lino CM, Silveira IN. 1999. Determinação de oxitetraciclina, tetraciclina e clortetraciclina no leite por cromatografia líquida com derivatização pós-coluna e deteção por fluorescência. J. AOAC Int. 82:55-60.

7. Pena A, Lino CM, Alonso R, Barcelo D. 2007. Determinação de resíduos do antibiótico tetraciclina em tecidos comestíveis de suínos por cromatografia líquida com deteção espectrofluorométrica e confirmação por espetrometria de massa. J. Agric. Food Chem. 55:4973-4979.

8. Pena A., Lino C.M. SMIN. 2003. Determinação de antibióticos tetraciclina em músculo de salmão por cromatografia líquida usando derivatização pós-coluna com deteção de fluorescência. J. Assoc. Off. Anal. Chem. Int. 86:925-929.

9. Pena A, Pelantova N, Lino CM, Silveira MIN, Solich P. 2005. Validação de uma Metodologia Analítica para Determinação de Resíduos de Oxitetraciclina e Tetraciclina em Mel por HPLC com Deteção de Fluorescência. J. Agric. Food Chem. 53:3784-3788.

10. Marazuela MD, Bogialli S. 2009. Uma revisão de novas estratégias de preparação de amostras para a determinação de resíduos antibacterianos em géneros alimentícios utilizando métodos analíticos baseados em cromatografia líquida. Anal. Chim. Ata. 645:5-17.

11. Van Den Bogaard AE, Stobberingh EE. 2000. Epidemiologia da resistência aos antibióticos: Ligações entre animais e seres humanos. Int. J. Antimicrob. Agents. 14:327-335.

12. Saenz Y, Zarazaga M, Brinas L, Lantero M, Ruiz-Larrea F, Torres C. 2001. Resistência aos antibióticos em isolados de Escherichia coli obtidos de animais, alimentos e seres humanos em Espanha. Int. J. Antimicrob. Agents. 18:353-358.

13. Koike S, Krapac IG, Oliver HD, Yannarell AC, Chee-Sanford JC, Aminov RI, Mackie RI. 2007. Monitorização e rastreio da fonte de genes de resistência à tetraciclina em lagoas e águas subterrâneas adjacentes a instalações de produção de suínos durante um período de 3 anos. Appl. Environ. Microbiol. 73:4813-4823.

14. OMS. 2000. Princípios globais da OMS para a contenção da resistência antimicrobiana em animais destinados à alimentação. OMS/CDS/CS, Genebra, Suíça.

15. Pena a, Serrano C, Reu C, Baeta L, Calderon V, Silveira I, Sousa JC, Peixe L. 2004. Resíduos de antibióticos em tecidos comestíveis e resistência a antibióticos de Escherichia coli fecal em suínos de Portugal. Food Addit. Contam. 21:749-755.

16. Schroeder CM, White DG, Ge B, Zhang Y, McDermott PF, Ayers S, Zhao S, Meng J. 2003. Isolamento de Escherichia coli resistente a antimicrobianos de carnes compradas a retalho na Grande Washington, DC, EUA. Int. J. Food Microbiol. 85:197-202.

17. Sengel0v G, Hailing-S0rensen B, Aarestrup FM. 2003. Suscetibilidade de Escherichia coli e Enterococcus faecium isolados de suínos e frangos de carne a produtos de degradação da tetraciclina e distribuição de determinantes de resistência à tetraciclina em E. coli de animais destinados à alimentação. Vet. Microbiol. 95:91101.

18. Companyo R, Granados M, Guiteras J, Prat MD. 2009. Antibióticos em alimentos: Legislação e validação de metodologias analíticas. Anal. Bioanal. Chem. 395:877-891.

19. Fao. 2011. Mapeamento da oferta e da procura de alimentos de origem animal até 2030. Em Robinson, TP e Pozzi, F, eds, Anim. Prod. Heal. Work. Pap. No. 2. Rome. doi:10.1287/opre.1080.0628.

20. FAO. 2007. Aquaculture only way to fill the coming 'fish gap'. [citado em 1 de janeiro de 2010]. Disponível em http://www.fao.org/newsroom/en/news/2007/1000701/index.html.

21. INE. 2008. Sem título. [citado 1 de janeiro de 2010]. Disponível em http://www.ine.pt/xportal/xmain?xpid=INEandxpgid=ine_indicadoresandindOc orrCod=000021andcontexto=bdandselTab=tab2.

22. União Europeia. 2003. REGULAMENTO (CE) N.º 1831/2003 DO PARLAMENTO EUROPEU E DO CONSELHO de 22 de setembro de 2003

relativo aos aditivos destinados à alimentação animal. Off. J. Eur. Union.:29-43.

23. União Europeia. 1998. REGULAMENTO (CE) Nº 1570/98 DA COMISSÃO de 17 de julho de 1998 que altera os anexos I a IV do Regulamento (CEE) nº 2377/90 do Conselho que prevê um processo comunitário para o estabelecimento de limites máximos de resíduos de medicamentos veterinários nos alimentos para animais. Off. J. Eur. União Europeia:10-39.

24. União Europeia. 1990. REGULAMENTO (CEE) Nº 2377/90 DO CONSELHO de 26 de junho de 1990 que prevê um processo comunitário para o estabelecimento de limites máximos de resíduos de medicamentos veterinários nos alimentos de origem animal. Off. J. Eur. União Europeia.

25. União Europeia. 2009. Regulamento (CE) n.º 470/2009 do Parlamento Europeu e do Conselho, de 6 de maio de 2009. Off. J. Eur. Union. L 152:11-22.

26. A Comissão das Comunidades Europeias. 2010. REGULAMENTO (UE) N.º 37/2010 DA COMISSÃO de 22 de dezembro de 2009 relativo às substâncias farmacologicamente activas e à sua classificação no que diz respeito aos limites máximos de resíduos nos alimentos de origem animal. Off. J. Eur. Comunidades.

27. Comité dos Medicamentos Veterinários. 1995. Oxytetracycline, Tetracycline, Chlortetracycline:Summary Report (3). EMEA/MRL/023/95.:5-6.

28. SANCO/11030/2009. 2010. DOCUMENTO DE TRABALHO DOS SERVIÇOS DA COMISSÃO SOBRE A APLICAÇÃO DOS PLANOS NACIONAIS DE VIGILÂNCIA DE RESÍDUOS NOS ESTADOS-MEMBROS EM 2008.

29. Al-mazeedi HM, Abbas AB, Alomirah HF, Al-jouhar WY, Ezzelregal MM, Al-owaish RA. 2010. Aditivos e contaminantes alimentares : Parte A Rastreio de resíduos de tetraciclina em produtos alimentares de origem animal no Estado do Kuwait utilizando os métodos de radioimunoensaio Charm II e LC / MS / MS. Food Addit. Contam. 27, N0. 3:37-41.

30. Lee J Bin, Chung HH, Chung YH, Lee KG. 2007. Desenvolvimento de um protocolo analítico para a deteção de resíduos de antibióticos em vários alimentos. Food Chem. 105:1726-1731.

31. Navratilova P, Borkovcova I, Drackova M, Janstova B, Lenka V. 2009. Ocorrência de resíduos de tetraciclina, clortetraciclina e oxitetraciclina no leite dc vaca cru. Jornal Chcco dc Ciência Alimentar. 27:379-385.

32. Wang L, Li Y-Q. 2009. Determinação simultânea de dez resíduos de antibióticos no leite por UPLC. Chromatographia. 70:253-258.

33. Hammel YA, Mohamed R, Gremaud E, LeBreton MH, Guy PA. 2008. Abordagem de rastreio múltiplo para monitorizar e quantificar 42 resíduos de antibióticos no mel por cromatografia líquida-espetrometria de massa em tandem. J. Chromatogr. A. 1177:5876.

34. Saridaki-Papakonstadinou M, Andredakis S, Burriel A, Tsachev I. 2006. Determinação de resíduos de oxitetraciclina no mel grego. Trakia J. Sci. 4:3336.

35. Sheridan R, Policastro B, Thomas S, Rice D. 2008. Análise e ocorrência de 14 antibacterianos sulfonamídicos e cloranfenicol no mel por extração em fase sólida seguida de análise LC/MS/MS. J. Agric. Food Chem. 56:35093516.

36. Hernandez-Arteseros JA, Barbosa J, Compano R, Prat MD. 2002. Análise de resíduos de quinolonas em produtos comestíveis de origem animal. J. Chromatogr. A. 945:1-24.

37. Organização Mundial de Saúde. 1998. Doenças emergentes e outras doenças transmissíveis, vigilância e controlo.

38. FDA. 2005. Retirada da Enrofloxacina para Aves de Capoeira.

39. EMEA. 2007. DECLARAÇÃO PÚBLICA SOBRE A UTILIZAÇÃO DE (FLUORO)QUINOLONAS EM ANIMAIS DESTINADOS À PRODUÇÃO DE ALIMENTOS NA UNIÃO EUROPEIA: DESENVOLVIMENTO DE RESISTÊNCIA E IMPACTO NA SAÚDE HUMANA E ANIMAL - EMEA/CVMP/SAGAM/184651/2005.

40. Hsu DI, Okamoto MP, Murthy R, Wong-Beringer A. 2005. Fluoroquinoloneresistant Pseudomonas aeruginosa: Risk factors for acquisition and impact on outcomes. J. Antimicrob. Chemother. 55:535-541.

41. INE. 2016. Consumo humano de carne per capita.

42. Al-Mustafa ZH, Al-Ghamdi MS. 2000. Utilização de norfloxacina na produção de aves de capoeira na província oriental da Arábia Saudita e seu possível impacto na saúde pública. Int. J. Environ. Health Res. 10:291-299.

43. Comissão Europeia. 1996. Diretiva 96/23/CE do Conselho, de 29 de abril de 1996, relativa às medidas de controlo a aplicar a certas substâncias e aos seus resíduos nos animais vivos e respectivos produtos e que revoga as Directivas 85/358/CEE e 86/469/CEE e as Decisões 89/187/CEE e 91/664/CEE. Off. J. Eur. Comunidades Europeias. L 125:1-23.

44. Turiel E, Martm-Esteban A, Tadeo JL. 2006. Análise multiresíduos de quinolonas e fluoroquinolonas no solo por extração assistida por ultra-sons em pequenas colunas e HPLC-UV. Anal. Chim. Ata. 562:30-35.

45. Shen JY, Kim MR, Lee CJ, Kim IS, Lee KB, Shim JH. 2004. Extração com fluido supercrítico das fluoroquinolonas norfloxacina e ofloxacina dos músculos do peito de galinha tratados oralmente. Anal. Chim. Ata. 513:451-455.

46. Zhao SJ, Jiang HY, Ding SY, Li XL, Wang GQ, Li C, Shen JZ. 2007. A Reliable LC Method with Fluorescence Detection for Quantification of (Fluoro)quinolone Residues in Chicken Muscle. Chromatographia. 65:539-544.

47. Stubbings G, Bigwood T. 2009. Desenvolvimento e validação de um procedimento de espetrometria de massa em tandem por cromatografia líquida multiclasse (LC-MS/MS) para a determinação de resíduos de medicamentos veterinários em tecidos animais utilizando uma abordagem QuEChERS (QUick, Easy, CHeap, Effective, Rugged and Safe). Anal. Chim. Ata. 637:68-78. '

48. Bailac S, Barron D, Sanz-Nebot V, Barbosa J. 2006. Determinação de fluoroquinolonas em tecidos de frango por ionização por electrospray acoplada a LC e ionização química à pressão atmosférica. J. Sep. Sci. 29:131-136.

49. Seifrtova M, Pena A, Lino CM, Solich P. 2008. Determinação de antibióticos do grupo das fluoroquinolonas em águas residuais hospitalares e municipais de Coimbra por cromatografia líquida com coluna monolítica e deteção por fluorescência. Anal. Bioanal. Chem. 391:799-805.

50. Pena A, Silva LJG, Pereira A, Meisel L, Lino CM. 2010. Determinação de resíduos de fluoroquinolonas em músculo de aves de capoeira em Portugal. Anal. Bioanal. Chem. 397.

51. Blesa J, Silva LJG, Lino CM, Font G, Pena A. 2012. Comparação de três processos de extração em fase sólida na quantificação de ciprofloxacina e enrofloxacina em carne de porco. J. Sep. Sci. 35.

52. Salehzadeh F, Salehzadeh A, Rokni N, Madani R, Golchinefar F. 2007. Enrofloxacin residue in chicken tissues from Tehran slaughterhouses in Iran. Pakistan J. Nutr. 6:409-413.

53. EMEA. 1998. Enrofloxacina (Relatório de síntese):1-3.

54. FAO. 2014. O estado da pesca e da aquicultura no mundo.

55. Naylor R, Burke M. 2005. Aquacultura e recursos oceânicos: Raising Tigers of the Sea. Annu. Rev. Environ. Resour. 30:185-218.

56. Cabello FC. 2006. Uso intensivo de antibióticos profiláticos na aquicultura: um problema crescente para a saúde humana e animal e para o meio ambiente. Environ. Microbiol. 8:1137-1144.

57. Heuer OE, Kruse H, Grave K, Collignon P, Karunasagar I, Angulo FJ. 2009. Consequências para a saúde humana da utilização de agentes antimicrobianos na aquacultura. Clin. Infect. Dis. 49:1248-1253.

58. Rico A, Van den Brink PJ. 2014. Avaliação probabilística do risco de medicamentos veterinários aplicados a quatro grandes espécies de aquacultura produzidas na Ásia. Sci. Total Environ. 468-469:630-641.

59. Tusevljak N, Dutil L, Rajic A, Uhland FC, McClure C, St-Hilaire S, Reid-Smith RJ, McEwen SA. 2012. Antimicrobial Use and Resistance in Aquaculture (Utilização e resistência antimicrobiana na aquicultura): Findings of a Globally Administered Survey of Aquaculture- Allied Professionals. Zoonoses Public Health.:1-11. doi:10.1111/zph.12017.

60. Boxall ABA, Kolpin DW, Halling-S0rensen B, Tolls J. 2003. Revisão por pares: Are Veterinary Medicines Causing Environmental Risks? Environ. Sci. Technol. 37:286A-294A.

61. Capleton AC, Courage C, Rumsby P, Holmes P, Stutt E, Boxall ABA, Levy LS. 2006. Definição de prioridades para os medicamentos veterinários de acordo com o seu potencial de exposição humana indireta e perfil de toxicidade. Toxicol.

Lett. 163:213-223.

62. EAHC. 2013. Estudo sobre os riscos ambientais dos medicamentos Agência Executiva para a Saúde e os Consumidores Informação documental.

63. Naviner M, Gordon L, Giraud E, Denis M, Mangion C, Le Bris H, Ganiere J-P. 2011. Resistência antimicrobiana de Aeromonas spp. isoladas do tanque de crescimento ao produto comercial numa exploração de trutas arco-íris após um tratamento com flumequina. Aquaculture. 315:236-241.

64. Martinez JL. 2009. Poluição ambiental por antibióticos e por determinantes da resistência aos antibióticos. Environ. Pollut. 157:2893-2902.

65. Sapkota A, Sapkota AR, Kucharski M, Burke J, McKenzie S, Walker P, Lawrence R. 2008. Práticas de aquacultura e potenciais riscos para a saúde humana: conhecimentos actuais e prioridades futuras. Environ. Int. 34:1215-26.

66. FAO. 2010. The state of worl fisheries and aquaculture. Em Farmer, T, ed.

67. Almeida A, Duarte S, Nunes R, Rocha H, Pena A, Meisel L. 2014. Antibióticos Humanos e Veterinários Utilizados em Portugal-Uma Classificação para a Ecovigilância. Toxics. 2:188-225.

68. Kummerer K. 2009. Antibióticos no ambiente aquático - Uma revisão - Parte I. Chemosphere. 75:417-434.

69. Tamminen M, Karkman A, Lohmus A, Muziasari WI, Takasu H, Wada S, Suzuki S, Virta M. 2011. Os genes de resistência à tetraciclina persistem em explorações de aquacultura na ausência de pressão de seleção. Environ. Sci. Technol. 45:386-391.

70. Thiele-Bruhn S. 2003. Compostos antibióticos farmacêuticos nos solos - uma revisão. J. Plant Nutr. Soil Sci. 166:145-167.

71. Burridge L, Weis JS, Cabello F, Pizarro J, Bostick K. 2010. Utilização de produtos químicos na aquacultura do salmão: A review of current practices and possible environmental effects. Aquaculture. 306:7-23.

72. FAO. 2005. Utilização responsável de antibióticos em aquacultura.

73. Gordon L, Giraud E, Ganiere J-P, Armand F, Bouju-Albert a, de la Cotte N, Mangion C, Le Bris H. 2007. Pesquisa de resistência antimicrobiana em um rio que recebe efluentes de fazendas de peixes de água doce. J. Appl. Microbiol. 102:116776.

74. Pereira AMPT, Silva LJG, Meisel LM, Pena A. 2015. Antibióticos Fluoroquinolonas e Tetraciclinas num Sistema de Aquacultura Português e no Meio Aquático: Ocorrência e Impacto Ambiental. J. Toxicol. Environ. Heal. - Parte A Curr. Issues. 78.

75. Magdeburg A, Stalter D, Oehlmann J. 2012. Avaliação da toxicidade de todo o efluente numa estação de tratamento de águas residuais modernizada com uma pós-ozonização em grande escala utilizando

espécies-chave aquáticas. Chemosphere. 88:1008-14.

76. Batt AL, Aga DS. 2005. Análise simultânea de várias classes de antibióticos por armadilha de iões LC/MS/MS para avaliar a contaminação de águas superficiais e subterrâneas. Anal. Chem. 77:2940-7.

77. Himmelsbach M, Buchberger W. 2005. Análise de Resíduos de Oxitetraciclina em Amostras de Água e Sedimentos por Cromatografia Líquida de Alta Eficiência e Técnicas Imunoquímicas. Microchim. Ata. 151:67-72.

78. Choi K-J, Kim S-G, Kim C, Kim S-H. 2007. Determinação de compostos antibióticos em água por SPE-LC/MSD em linha. Chemosphere. 66:977-984.

79. Ye Z, Weinberg HS, Meyer MT. 2007. Análise de vestígios de antibióticos trimetoprim e sulfonamida, macrólidos, quinolonas e tetraciclina em água potável clorada utilizando cromatografia líquida com espetrometria de massa em tandem por electrospray. Anal. Chem. 79:1135-44.

80. Luo Y, Mao D, Rysz M, Zhou Q, Zhang H, Xu L, J J Alvarez P. 2010. Tendências na ocorrência de genes de resistência a antibióticos no rio Haihe, China. Environ. Sci. Technol. 44:7220-7225.

81. Payan MR, Lopez MAB, Fernandez-Torres R, Gonzalez JAO, Mochon MC. 2011. Microextracção em fase líquida baseada em fibra oca (HF-LPME) como uma nova abordagem para a determinação por HPLC de fluoroquinolonas em matrizes biológicas e ambientais. J. Pharm. Biomed. Anal. 55:332-341.

82. Rodriguez E, Navarro-Villoslada F, Benito-Pena E, Marazuela MD, Moreno-Bondi MC. 2011. Determinação multiresíduos de níveis ultratraços de antimicrobianos fluoroquinolonas em amostras de água potável e de aquacultura por extração em fase sólida com impressão molecular em linha automatizada e cromatografia líquida. Anal. Chem. 83:2046-2055.

83. Gros M, Rodriguez-Mozaz S, Barcelo D. 2013. Análise rápida de resíduos de antibióticos multiclasse e de alguns dos seus metabolitos em águas hospitalares, águas residuais urbanas e águas fluviais por cromatografia líquida de desempenho ultra-elevado acoplada à espetrometria de massa em tandem com armadilha de iões quadrupolar-linear. J. Chromatogr. A. 1292:173-88.

84. Zhou JL, Maskaoui K, Lufadeju A. 2012. Otimização da análise de antibióticos em água por extração em fase sólida e cromatografia líquida de alta eficiência - espetrometria de massa / espetrometria de massa. Anal. Chim. Ata. 731:32-39.

85. Yudthavorasit S, Chiaochan C, Leepipatpiboon N. 2010. Determinação simultânea de resíduos de antibióticos multiclasse em água utilizando microextracção em fase líquida de fibra oca mediada por transportador acoplada a espetrometria de massa em tandem por cromatografia líquida de desempenho ultra-elevado. Microchim. Ata. 172:3949.

86. Petrovic M, Ginebreda a., Acuna V, Batalla RJ, Elosegi a., Guasch H, de Alda ML, Marce R, Munoz I, Navarro-Ortega a., Navarro E, Vericat D, Sabater S, Barcelo D. 2011. Cenários combinados de qualidade química e ecológica sob

escassez de água nos rios mediterrânicos. TrAC Trends Anal. Chem. 30:12691278.

87. Chafer-Pericas C, Maquieira A, Puchades R, Company B, Miralles J, Moreno A. 2010. Determinação multiresíduos de antibióticos em amostras de peixes de aquacultura por HPLC - MS / MS. Aquac. Res. 41:217-225.

88. FAO/OMS/OIE. 2004. Segundo seminário conjunto de peritos da FAO/OIE/OMS sobre a utilização de agentes antimicrobianos não humanos e a resistência antimicrobiana: opções de gestão.

89. Ohlsen K, Ziebuhr W, Koller K, Hell W, Wichelhaus TA, Hacker J. 1998. Efeitos de concentrações subinibitórias de antibióticos na expressão do gene da toxina alfa (hla) de isolados de Staphylococcus aureus sensíveis à meticilina e resistentes à meticilina. Antimicrob. Agents Chemother. 42:2817-2823.

90. Antunes P, Campos J, Novais C, Machado E, Mourao J, Grosso F, Quinteira S, Freitas A, Coque T, Peixe L. 2012. Aquaculturas como reservatórios de bactérias patogénicas e genes de resistência a antibióticos clinicamente relevantes. Clin. Microbiol. Infect. 18:448.

91. Ginebreda A, Munoz I, de Alda ML, Brix R, Lopez-Doval J, Barcelo D. 2010. Avaliação do risco ambiental de produtos farmacêuticos em rios: relações entre índices de perigo e índices de diversidade de macroinvertebrados aquáticos no rio Llobregat (NE de Espanha). Environ. Int. 36:153-62.

92. Golet EM, Alder AC, Giger W. 2002. Environmental Exposure and Risk Assessment of Fluoroquinolone Antibacterial Agents in Wastewater and River Water of the Glatt Valley Watershed, Switzerland (Exposição Ambiental e Avaliação de Riscos de Agentes Antibacterianos Fluoroquinolona em Águas Residuais e Águas Fluviais da Bacia Hidrográfica do Vale Glatt, Suíça). Environ. Sci. Technol. 36:3645-3651.

93. Giger W, Alder AC, Golet EM, Kohler HE, Mcardell CS, Molnar E, Siegrist H, Suter MJ. 2003. Occurrence and Fate of Antibiotics as Trace Contaminants in Wastewaters , Sewage Sludges , and Surface Waters. Chimia (Aarau). 57:485491.

94. Vazquez-Roig P, Andreu V, Blasco C, Pico Y. 2012. Avaliação de risco sobre a presença de produtos farmacêuticos em sedimentos, solos e águas dos pântanos de Pego-Oliva (Valência, leste de Espanha). Sci. Total Environ. 440:24-32.

95. Santos LHMLM, Gros M, Rodriguez-Mozaz S, Delerue-Matos C, Pena A, Barcelo D, Montenegro MCBSM. 2013. Contribuição dos efluentes hospitalares para a carga de fármacos nas águas residuais urbanas: identificação de fármacos ecologicamente relevantes. Sci. Total Environ. 461-462:302-16.

96. Pereira AMPT, Silva LJG, Meisel LM, Lino CM, Pena A. 2015. Impacto ambiental de fármacos em águas residuais portuguesas: ocorrência geográfica e sazonal, remoção e avaliação de risco. Environ. Res. 136:108-119.

97. Silva LJG, Pereira AMPT, Meisel LM, Lino CM, Pena A. 2014. Uma análise de

acompanhamento de um ano de antidepressivos em águas residuais portuguesas: ocorrência e destino, influência sazonal e avaliação de risco. Sci. Total Environ. 490:27987.

98. Yang L-H, Ying G-G, Su H-C, Stauber JL, Adams MS, Binet MT. 2008. Efeitos inibidores do crescimento de 12 agentes antibacterianos e suas misturas na microalga de água doce Pseudokirchneriella subcapitata. Environ. Toxicol. Chem. 27:1201.

99. Martins N, Pereira R, Abrantes N, Pereira J, Goncalves F, Marques CR. 2012. Efeitos ecotoxicológicos da ciprofloxacina em espécies de água doce: integração de dados e derivação de limiares de toxicidade para avaliação de risco. Ecotoxicologia. 21:1167-76.

100. Robinson AA, Belden JB, Lydy MJ. 2005. Toxicidade dos antibióticos de fluoroquinolona para os organismos aquáticos. Environ. Toxicol. Chem. 24:423.

101. Park S, Choi K. 2008. Avaliação do perigo dos antibióticos agrícolas de uso corrente nos ecossistemas aquáticos. Ecotoxicologia. 17:526-38.

102. Eguchi K, Nagase H, Ozawa M, Endoh YS, Goto K, Hirata K, Miyamoto K, Yoshimura H. 2004. Avaliação de agentes antimicrobianos para uso veterinário no teste de ecotoxicidade utilizando microalgas. Chemosphere. 57:1733-8.

103. Isidori M, Lavorgna M, Nardelli A, Pascarella L, Parrella A. 2005. Avaliação tóxica e genotóxica de seis antibióticos em organismos não visados. Sci. Total Environ. 346:87-98.

104. Lutzh0ft H-C, Halling-S0rensen B, J0rgensen SE. 1999. Algal toxicity of antibacterial agents applied in Danish fish farming. Arch. Environ6 ...:1-6.

105. Brown KD, Kulis J, Thomson B, Chapman TH, Mawhinney DB. 2006. Ocorrência de antibióticos em efluentes hospitalares, residenciais e de laticínios, águas residuais municipais e no Rio Grande no Novo México. Sci. Total Environ. 366:772783.

106. Morris AK, Masterton RG. 2002. Vigilância da resistência aos antibióticos do JAC: ação para estudos internacionais. J. Antimicrob. Chemother. 49:7-10.

107. Lindberg R, Jarnheimer P a., Olsen B, Johansson M, Tysklind M. 2004. Determinação de substâncias antibióticas em águas de esgotos hospitalares utilizando extração em fase sólida e cromatografia líquida/espetrometria de massa e padrões internos análogos de grupo. Chemosphere. 57:1479-1488.

108. Seifrtova M, Novakova L, Lino C, Pena A, Solich P. 2009. Uma visão geral das metodologias analíticas para a determinação de antibióticos em águas ambientais. Anal. Chim. Ata. 649:158-179.

109. Langford KH, Thomas K V. 2009. Determinação de compostos farmacêuticos em efluentes hospitalares e sua contribuição para as estações de tratamento de águas residuais. Environ. Int. 35:766-70.

110. Kummerer K. 2003. Promoting resistance by the emission of antibiotics from

hospitals and households into effluent. Clin. Microbiol. Infect. 9:1203-1214.

111. Karthikeyan KG, Meyer MT. 2006. Ocorrência de antibióticos em instalações de tratamento de águas residuais em Wisconsin, EUA. Sci. Total Environ. 361:196-207.

112. Nakata H, Kannan K, Jones PD, Giesy JP. 2005. Determinação de antibióticos de fluoroquinolona em efluentes de águas residuais por cromatografia líquida-espetrometria de massa e deteção de fluorescência. Chemosphere. 58:759-766.

113. Pena A, Chmielova D, Lino CM, Solich P. 2007. Determinação de antibióticos fluoroquinolonas em águas superficiais do rio Mondego por cromatografia líquida de alta eficiência utilizando uma coluna monolítica. J. Sep. Sci. 30:2924-2928.

114. Golet EM, Alder a C, Hartmann a, Ternes T a, Giger W. 2001. Determinação de vestígios de agentes antibacterianos fluoroquinolona em águas residuais urbanas por extração em fase sólida e cromatografia líquida com deteção de fluorescência. Anal. Chem. 73:3632-3638.

115. Turiel E, Bordin G, Rodriguez AR. 2003. Enriquecimento de vestígios de antibióticos de (fluoro)quinolona em águas superficiais por extração em fase sólida e sua determinação por cromatografia líquida com deteção ultravioleta. J. Chromatogr. A. 1008:145-155.

116. Reverte S, Borrull F, Pocurull E, Marce RM. 2003. Determinação de compostos antibióticos na água por cromatografia líquida de alta eficiência por extração em fase sólida - espetrometria de massa (electrospray). J. Chromatogr. A. 1010:225-232.

117. Lindberg RH, Wennberg P, Johansson MI, Tysklind M, Andersson BA V. 2005. Screening of Human Antibiotic Substances and Determination of Weekly Mass Flows in Five Sewage Treatment Plants in Sweden [Rastreio de substâncias antibióticas humanas e determinação de fluxos de massa semanais em cinco estações de tratamento de águas residuais na Suécia]. Environ. Sci. Technol. 39:3421-3429.

118. Moreno-Bondi MC, Marazuela MD, Herranz S, Rodriguez E. 2009. Uma visão geral dos procedimentos de preparação de amostras para a determinação de antibióticos multiclasse por LC-MS em amostras ambientais e alimentares. Anal. Bioanal. Chem. 395:921-946.

119. Garda-Campana AM, Gamiz-Gracia L, Lara FJ, del Olmo Iruela M, Cruces-Blanco C. 2009. Aplicações da eletroforese capilar para a determinação de antibióticos em amostras alimentares e ambientais. Anal. Bioanal. Chem. 395:967-986.

120. Pena A, Paulo M, Silva LJG, Seifrtova M, Lino CM, Solich P. 2010. Antibióticos tetraciclina em águas residuais hospitalares e municipais: Um estudo piloto em Portugal. Anal. Bioanal. Chem. 396:2929-2936.

121. Hartmann A, Alder a C, Koller T, Widmer RM. 1998. Identificação de

antibióticos fluoroquinolonas como a principal fonte de genotoxicidade de umuC em

águas residuais hospitalares. Environ. Toxicol. Chem. 17:377-382.

122. Lee HB, Peart TE, Svoboda ML. 2007. Determinação de ofloxacina, norfloxacina e ciprofloxacina em esgotos por extração selectiva em fase sólida, cromatografia líquida com deteção de fluorescência e cromatografia líquida com espetrometria de massa em tandem. J. Chromatogr. A. 1139:45-52.

123. Miao X, Bishay F, Chen M, Metcalfe CD. 2004. Occurrence of Antimicrobials in the Final Effluents of Wastewater Treatment Plants in Canada (Ocorrência de Antimicrobianos nos Efluentes Finais de Estações de Tratamento de Águas Residuais no Canadá). Environ. Sci. Technol. 38:3533-3541.

124. Pico Y, Andreu V. 2007. Fluoroquinolonas no solo - riscos e desafios. Anal. Bioanal. Chem. 387:1287-1299.

125. D^az-Cruz MS, Barcelo D. 2006. Determinação de resíduos antimicrobianos e metabolitos no ambiente aquático por cromatografia líquida com espetrometria de massa em tandem. Anal. Bioanal. Chem. 386:973-985.

126. Golet EM, Xifra I, Siegrist H, Alder AC, Giger W. 2003. Environmental Exposure Assessment of Fluoroquinolone Antibacterial Agents from Sewage to Soil (Avaliação da exposição ambiental de agentes antibacterianos fluoroquinolonas dos esgotos ao solo). Environ. Sci. Technol. 37:3243-3249.

127. Renew JE, Huang CH. 2004. Determinação simultânea de antibióticos fluoroquinolona, sulfonamida e trimetoprim em águas residuais utilizando extração em fase sólida em tandem e cromatografia líquida-espetrometria de massa por electrospray. J. Chromatogr. A. 1042:113-121.

128. Nguyen V, Nguyen V, Li C, Zhou G. 2014. A degradação da oxitetraciclina durante os tratamentos térmicos da carne de frango e porco e os efeitos tóxicos dos produtos de degradação da oxitetraciclina em ratos. J. Food Sci. Technol. 52:28422850.

129. Gu C, Karthikeyan KG, Sibley SD, Pedersen J a. 2007. Complexação do antibiótico tetraciclina com ácido húmico. Chemosphere. 66:1494-1501.

130. Thiele-Bruhn S. 2003. Compostos antibióticos farmacêuticos nos solos - uma revisão. J Plant Nutr Soil Sci. 166:145-67.

131. Pailler J-Y, Krein A, Pfister L, Hoffmann L, Guignard C. 2009. Extração em fase sólida associada à análise por cromatografia líquida-espetrometria de massa em tandem de sulfonamidas, tetraciclinas, analgésicos e hormonas em águas de superfície e águas residuais no Luxemburgo. Sci. Total Environ. 407:4736-4743.

132. Batt AL, Snow DD, Aga DS. 2006. Ocorrência de antimicrobianos sulfonamidas em poços de água privados no condado de Washington, Idaho, EUA. Chemosphere. 64:1963-1971.

133. Kolpin DW, Furlong ET, Meyer MT, Thurman EM, Zaugg SD, Barber LB,

Buxton HT. 2002. Pharmaceuticals, hormones, and other organic wastewater contaminants in U.S. streams, 1999-2000: a national reconnaissance. Environ. Sci. Technol. 36:1202-11.

134. Yang S, Carlson KH. 2004. Extração em fase sólida - cromatografia líquida de alta eficiência - espetrometria de massa com armadilha de iões para análise de concentrações vestigiais de antibióticos macrólidos em matrizes de águas naturais e residuais. J. Chromatogr. A. 1038:141-155.

135. Calamari D, Zuccato E, Castiglioni S, Bagnati R, Fanelli R. 2003. Estudo estratégico de drogas terapêuticas nos rios Pó e Lambro no Norte de Itália. Environ. Sci. Technol. 37:1241-1248.

136. Vazquez-Roig P, Andreu V, Onghena M, Blasco C, Pico Y. 2011. Avaliação da ocorrência e distribuição de produtos farmacêuticos numa zona húmida mediterrânica (L'Albufera, Valência, Espanha) por LC-MS/MS. Anal. Bioanal. Chem. 400:1287-301.

137. Silva LJG, Lino CM, Meisel LM, Pena A. 2012. Inibidores seletivos da recaptação de serotonina (ISRSs) no ambiente aquático: uma abordagem de ecofarmacovigilância. Sci. Total Environ. 437:185-95.

138. Eurobarómetro S. 2010. Saúde Mental Parte 1: Relatório Direção-Geral da Saúde e Inquérito aos Consumidores coordenado pela Direção-Geral da Comunicação.

139. Schultz MM, Furlong ET. 2008. Análise de vestígios de produtos farmacêuticos antidepressivos e seus degradados seleccionados em matrizes aquáticas por LC/ESI/MS/MS. Anal. Chem. 80:1756-62.

140. Schultz MM, Furlong ET, Kolpin DW, Werner SL, Schoenfuss HL, Barber LB, Blazer VS, Norris DO, Vajda AM. 2010. Antidepressant pharmaceuticals in two U.S. effluent-impacted streams: occurrence and fate in water and sediment, and selective uptake in fish neural tissue. Environ. Sci. Technol. 44:1918-25.

141. Metcalfe CD, Miao X-S, Koenig BG, Struger J. 2003. Distribuição de fármacos ácidos e neutros em águas superficiais perto de estações de tratamento de águas residuais na parte inferior dos Grandes Lagos, Canadá. Environ. Toxicol. Chem. 22:2881-9.

142. Brooks BW, Kevin Chambliss C, Stanley JK, Ramirez A, Banks KE, Johnson RD, Lewis RJ. 2005. Determinação de antidepressivos seleccionados em peixes de um riacho dominado por efluentes. Environ. Toxicol. Chem. 24:464-469.

143. Lajeunesse a, Smyth S a, Barclay K, Sauve S, Gagnon C. 2012. Distribuição de resíduos de antidepressivos em águas residuais e biossólidos após diferentes processos de tratamento por estações municipais de tratamento de águas residuais no Canadá. Water Res. 46:5600-12.

144. Chu S, Metcalfe CD. 2007. Analysis of paroxetine, fluoxetine and norfluoxetine in fish tissues using pressurized liquid extraction, mixed mode solid phase extraction cleanup and liquid chromatography-tandem mass spectrometry. J. Chromatogr. A. 1163:112-8.

145.   Ramirez AJ, Mottaleb M a, Brooks BW, Chambliss CK. 2007. Analysis of pharmaceuticals in fish using liquid chromatography-tandem mass spectrometry (Análise de produtos farmacêuticos em peixes usando cromatografia líquida-espetrometria de massa em tandem). Anal. Chem. 79:3155-63.

146. Schultz MM, Painter MM, Bartell SE, Logue A, Furlong ET, Werner SL, Schoenfuss HL. 2011. Absorção selectiva e consequências biológicas de exposições farmacêuticas a antidepressivos ambientalmente relevantes em vairões machos. Aquat. Toxicol. 104:38-47.

147. Mompelat S, Le Bot B, Thomas O. 2009. Ocorrência e destino dos produtos e subprodutos farmacêuticos, dos recursos à água potável. Environ. Int. 35:803-14.

148. Santos LHMLM, Araujo N, Fachini A, Pena A, Delerue-Matos C, Montenegro MCBSM. 2010. Aspectos ecotoxicológicos relacionados à presença de fármacos no ambiente aquático. J. Hazard. Mater. 175:45-95.

149. Demeestere K, Petrovic M, Gros M, Dewulf J, Van Langenhove H, Barcelo D. 2010. Análise de vestígios de antidepressivos em águas ambientais por extração em fase sólida com base em polímeros com impressão molecular seguida de cromatografia líquida de alta eficiência acoplada a espetrometria de massa de quadrupolo triplo. Anal. Bioanal. Chem. 396:825-37.

150. INFARMED. 2011. Monitorização do Mercado. Disponível em: http://www.infarmed.pt/portal/page/portal/INFARMED/MONITORIZACAO_ DO_MERCADO/OBSERVATORIO/ESTATISTICA_DO_MEDICAMENTO/ EstMed-2011.pdf. Acedido em 08.05.2015, 2011.

151. Lajeunesse a, Gagnon C, Sauve S. 2008. Determinação de antidepressivos básicos e dos seus metabolitos N-desmetil em esgotos brutos e águas residuais utilizando extração em fase sólida e cromatografia líquida-espetrometria de massa em tandem. Anal. Chem. 80:5325-33.

152. Vasskog T, Berger U, Samuelsen P-J, Kallenborn R, Jensen E. 2006. Inibidores selectivos da recaptação da serotonina em efluentes de esgotos e efluentes de Troms0, Noruega. J. Chromatogr. A. 1115:187-95.

153. Vasskog T, Anderssen T, Pedersen-Bjergaard S, Kallenborn R, Jensen E. 2008. Ocorrência de inibidores selectivos da recaptação da serotonina nos esgotos e nas águas receptoras em Spitsbergen e na Noruega. J. Chromatogr. A. 1185:194-205.

154. Batt AL, Kostich MS, Lazorchak JM. 2008. Análise de produtos farmacêuticos ecologicamente relevantes em águas residuais e de superfície utilizando extração selectiva em fase sólida e UPLC-MS/MS. Anal. Chem. 80:5021-30.

155. Metcalfe CD, Chu S, Judt C, Li H, Oakes KD, Servos MR, Andrews DM. 2010. Antidepressivos e seus metabolitos nas águas residuais municipais e exposição a jusante numa bacia hidrográfica urbana. Environ. Toxicol. Chem. 29:79-89.

156. Gonzalez Alonso S, Catala M, Maroto RR, Gil JLR, de Miguel AG, Valcarcel Y. 2010. Poluição por produtos farmacêuticos psicoactivos nos rios da área

metropolitana de Madrid (Espanha). Environ. Int. 36:195-201.

157.   Nagarnaik P, Batt A, Boulanger B. 2011. Caracterização da fonte de ingredientes farmacêuticos activos do sistema nervoso
em águas residuais de instalações de cuidados de saúde. J. Environ. Manage. 92:872-7.

158. Silva LJG, Meisel LM, Lino CM, Pena A. 2014. Perfil dos inibidores da recaptação da serotonina (SSRIs) no ambiente: Tendências em Metodologias Analíticas. Crit. Rev. Anal. Chem. 44:41-67.

159. MacLeod SL, Sudhir P, Wong CS. 2007. Análise de estereoisómeros de beta-bloqueadores derivados de águas residuais, inibidores selectivos da recaptação da serotonina e salbutamol por cromatografia líquida de alta eficiência-espetrometria de massa em tandem. J. Chromatogr. A. 1170:23-33.

160. Gros M, Rodriguez-Mozaz S, Barcelo D. 2012. Análise rápida e abrangente de multirresíduos de uma vasta gama de produtos farmacêuticos humanos e veterinários e alguns dos seus metabolitos em águas superficiais e tratadas por cromatografia líquida de desempenho ultra-elevado acoplada à armadilha de iões quadrupolo-linear tandem. J. Chromatogr. A. 1248:104-21.

161. Himmelsbach M, Buchberger W, Klampfl CW. 2006. Determinação de antidepressivos em amostras de águas superficiais e residuais por eletroforese capilar com deteção espectrométrica de massa por ionização por electrospray após pré-concentração utilizando extração em fase sólida fora de linha. Electrophoresis. 27:1220-6.

162. Fick J, Soderstrom H. 2009. Contaminação da água de superfície, subterrânea e potável proveniente da produção farmacêutica. Environ. Toxicol. Chem. 28:2522-2527.

163. Loos R, Carvalho R, Comero S, Antonio D, Ghiani M, Lettieri T, Locoro G, Paracchini B, Tavazzi S, Gawlik B, Blaha L, Jarosova B, Voorspoels S, Schwesig D, Haglund P, Fick J, Gans O. 2012. Inquérito de monitorização à escala da UE sobre os efluentes das estações de tratamento de águas residuais. JRC Sci. policy Rep. doi:10.2788/60663.

164. Salgado R, Noronha JP, Oehmen a, Carvalho G, Reis M a M. 2010. Análise de 65 produtos farmacêuticos e de higiene pessoal em 5 estações de tratamento de águas residuais em Portugal utilizando uma metodologia analítica simplificada. Water Sci. Technol. 62:2862-71.

165. Salgado R, Marques R, Noronha JP, Mexia JT, Carvalho G, Oehmen a., Reis M a. M. 2011. Avaliação da variabilidade diurna de produtos farmacêuticos e de higiene pessoal numa instalação de lamas activadas à escala real. Environ. Pollut. 159:23592367.

166. Sousa M a, Goncalves C, Cunha E, Hajslova J, Alpendurada MF. 2011. Estratégias de limpeza e vantagens na determinação de várias classes terapêuticas de fármacos em amostras de águas residuais por SPE-LC-MS/MS. Anal. Bioanal.

Chem. 399:807-22.

167. Kasprzyk-Hordern B, Dinsdale RM, Guwy AJ. 2009. Drogas ilícitas e produtos farmacêuticos no ambiente - aplicações forenses de dados ambientais, Parte 2: Produtos farmacêuticos como marcadores químicos de água fecal

contaminação. Environ. Pollut. 157:1778-86.

168. Gros M, Petrovic M, Barcelo D. 2009. Rastreio de resíduos farmacêuticos de diferentes classes terapêuticas em águas ambientais utilizando cromatografia líquida/espetrometria de massa com armadilha de iões quadrupolar linear e pesquisa automatizada em bibliotecas. Anal. Chem. 81:898-912.

169. Wick A, Fink G, Joss A, Siegrist H, Ternes T a. 2009. Destino dos beta-bloqueadores e dos fármacos psicoactivos no tratamento convencional de águas residuais. Water Res. 43:1060-74.

170. Gros M, Petrovic M, Ginebreda A, Barcelo D. 2010. Remoção de produtos farmacêuticos durante o tratamento de águas residuais e avaliação do risco ambiental utilizando índices de perigo. Environ. Int. 36:15-26.

171. Produtos farmacêuticos classificados como ambientais. 2008. Produtos farmacêuticos com classificação ambiental. Estocolmo.

172. Jelic A, Gros M, Ginebreda A, Cespedes-Sanchez R, Ventura F, Petrovic M, Barcelo D. 2011. Ocorrência, partição e remoção de produtos farmacêuticos na água de esgoto e nas lamas durante o tratamento de águas residuais. Water Res. 45:1165-76.

173. Gracia-Lor E, Sancho J V, Serrano R, Hernandez F. 2012. Ocorrência e remoção de produtos farmacêuticos em estações de tratamento de águas residuais na área mediterrânica espanhola de Valência. Chemosphere. 87:453-62.

174. Plano Nacional de Saúde. 2009. Consumo de ansiolíticos, soporíferos, sedativos e antidepressivos no mercado do SNS, no serviço de ambulatório. Disponível em http://impns.dgs.pt/en/access-to-medicines/consumption-of-   ansioliticos-soporificos-sedativos-e-antidepressivos-no-mercado-do-sNS-no-servico-de-saude.

175. Kurlansik SL, Ibay AD. 2012. Transtorno afetivo sazonal. Am. Fam. Physician. 86:1037-1041.

176. Vieno NM, Tuhkanen T, Kronberg L. 2005. Variação sazonal na ocorrência de produtos farmacêuticos nos efluentes de uma estação de tratamento de águas residuais e na água recetora. Environ. Sci. Technol. 39:8220-6.

177. Verlicchi P, Al Aukidy M, Zambello E. 2012. Ocorrência de compostos farmacêuticos em águas residuais urbanas: remoção, carga de massa e risco ambiental após um tratamento secundário - uma revisão. Sci. Total Environ. 429:123-55.

178. Azzouz A, Ballesteros E. 2013. Influência das diferenças climáticas sazonais na eficiência de remoção de produtos farmacêuticos, hormonais e de higiene pessoal de uma estação de tratamento de água potável.   Chemosphere.

doi:10.1016/j.chemosphere.2013.07.037.

179. Monitorização da Seca.

180. Kim J-W, Ishibashi H, Yamauchi R, Ichikawa N, Takao Y, Hirano M, Koga M, Arizono K. 2009. Toxicidade aguda de produtos farmacêuticos e de higiene pessoal em crustáceos de água doce (Thamnocephalus platyurus) e peixes (Oryzias latipes). J. Toxicol. Sci. 34:227-232.

181. Cunningham VL, Constable DJC, Hannah RE. 2004. Avaliação do risco ambiental da paroxetina. Environ. Sci. Technol. 38:3351-9.

182. Richards SM, Cole SE. 2006. Avaliação da toxicidade e do perigo de catorze produtos farmacêuticos para as larvas de Xenopus laevis. Ecotoxicologia. 15:647-56.

183. Henry TB, Black MC. 2007. Toxicidade aguda de misturas e substâncias individuais de inibidores selectivos da recaptação da serotonina em Ceriodaphnia dubia. Environ. Toxicol. Chem. 26:1751-5.

184. Robles-Molina J, Lara-Ortega FJ, Gilbert-Lopez B, Gartfa-Reyes JF, Molina-Dkiz A. 2014. Método multirresíduos para a determinação de mais de 400 poluentes prioritários e emergentes em água e águas residuais por extração em fase sólida e cromatografia líquida por espetrometria de massa em tempo de voo. J. Chromatogr. A. 1350:30-43.

185. Ghiani M, Tavazzi S, Mariani G, Locoro G, Loos R, Parachini B, Sena F, Surkuusk G, Gans O, Wulf E De, Feren M, Ternes T, Wick A, Belli KM, Stroomberg G, Rand R, Thomas J, Thomas R, Walmsley R, Whalley C, Gawlik BM. 2014. Viabilidade de um mecanismo de monitorização que apoie uma lista de observação ao abrigo da Diretiva-Quadro Água. doi:10.2788/950480.

186. Ribeiro AR, Nunes OC, Pereira MFR, Silva AMT. 2015. Uma visão geral sobre os processos de oxidação avançada aplicados ao tratamento de poluentes da água definidos na recém lançada Diretiva 2013/39/EU. Environ. Int. 75:33-51.

187. Van Doorslaer X, Dewulf J, Van Langenhove H, Demeestere K. 2014. Antibióticos de fluoroquinolona: Uma classe emergente de micropoluentes ambientais. Sci. Total Environ. 500-501:250-269.

188. Boxall ABA, Keller VDJ, Straub JO, Monteiro SC, Fussell R, Williams RJ. 2014. Explorando dados de monitoramento na modelagem de exposição ambiental e avaliação de risco de produtos farmacêuticos. Environ. Int. 73:176-185.

189. Altenburger R, Ait-Aissa S, Antczak P, Backhaus T, Barcelo D, Seiler T-B, Brion F, Busch W, Chipman K, de Alda ML, de Aragao Umbuzeiro G, Escher BI, Falciani F, Faust M, Focks A, Hilscherova K, Hollender J, Hollert H, Jager F, Jahnke A, Kortenkamp A, Krauss M, Lemkine GF, Munthe J, Neumann S, Schymanski EL, Scrimshaw M, Segner H, Slobodnik J, Smedes F, Kughathas S, Teodorovic I, Tindall AJ, Tollefsen KE, Walz K-H, Williams TD, Van den Brink PJ, van Gils J, Vrana B, Zhang X, Brack W. 2015. Monitorização futura da qualidade da água - Adaptação de ferramentas para lidar com misturas de

poluentes na gestão de recursos hídricos. Sci. Total Environ. 512-513:540-551.

190. ter Laak TL, van der Aa M, Houtman CJ, Stoks PG, van Wezel AP. 2010. Relacionar as concentrações ambientais de produtos farmacêuticos com o consumo: Uma abordagem de balanço de massa para o rio Reno. Environ. Int. 36:403-9.

191. Daughton CG, Ruhoy IS. 2009. Environmental footprint of pharmaceuticals: the significance of factors beyond direct excretion to sewers. Environ. Toxicol. Chem. 28:2495-2521.

192. Kummerer K. 2010. Pharmaceuticals in the Environment. Annu. Rev. Environ. Resour. 35:57-75.

193. McEneff G, Barron L, Kelleher B, Paull B, Quinn B. 2014. Um estudo de um ano sobre a ocorrência espacial e a distribuição relativa de resíduos farmacêuticos em efluentes de esgoto, águas marinhas receptoras e bivalves marinhos. Sci. Total Environ. 476-477:317-26.

194. Backhaus T, Faust M. 2012. Avaliação preditiva do risco ambiental de misturas químicas: um quadro concetual. Environ. Sci. Technol. 46:25642573.

195. Behera SK, Kim HW, Oh J-E, Park H-S. 2011. Ocorrência e remoção de antibióticos, hormonas e vários outros produtos farmacêuticos em estações de tratamento de águas residuais da maior cidade industrial da Coreia. Sci. Total Environ. 409:4351-60.

196. Parlamento Europeu. 2013. Diretiva 2013/39/UE do Parlamento Europeu e do Conselho, de 12 de agosto de 2013, que altera as Directivas 2000/60/CE e 2008/105/CE no que respeita às substâncias prioritárias no domínio da política da água. Off. J. Eur. Union. L 226:1-17.

197. Pereira AMPT, Silva LJG, Lino CM, Meisel LM, Pena A. 2016. Avaliação do risco ambiental de produtos farmacêuticos em Portugal: Uma abordagem para a seleção das estações de monitorização portuguesas em conformidade com a Diretiva 2013/39/UE. Chemosphere. 144.

198. Miege C, Choubert JM, Ribeiro L, Eusebe M, Coquery M. 2009. Destino de produtos farmacêuticos e de higiene pessoal em estações de tratamento de águas residuais - conceção de uma base de dados e primeiros resultados. Environ. Pollut. 157:1721-6.

199. Petrovic M, Gros M, Barcelo D. 2006. Análise multirresíduos de produtos farmacêuticos em águas residuais por cromatografia líquida de alta eficiência - espetrometria de massa quadrupolo-tempo de voo. J. Chromatogr. A. 1124:68-81.

200. Carmona E, Andreu V, Pico Y. 2014. Ocorrência de produtos farmacêuticos e de higiene pessoal ácidos na bacia do rio Turia: dos resíduos à água potável. Sci. Total Environ. 484:53-63.

201. Boxall ABA, Rudd MA, Brooks BW, Caldwell DJ, Choi K, Hickmann S, Innes

E, Ostapyk K, Staveley JP, Verslycke T, Ankley GT, Beazley KF, Belanger SE, Berninger JP, Carriquiriborde P, Coors A, DeLeo PC, Dyer SD, Ericson JF, Gagne F, Giesy JP, Gouin T, Hallstrom L, Karlsson M V., Larsson DGJ, Lazorchak JM, Mastrocco F, McLaughlin A, McMaster ME, Meyerhoff RD, Moore R, Parrott JL, Snape JR, Murray-Smith R, Servos MR, Sibley PK, Straub JO, Szabo ND, Topp E, Tetreault GR, Trudeau VL, Van Der Kraak G. 2012. Produtos farmacêuticos e de cuidados pessoais no ambiente: What Are the Big Questions? Environ. Health Perspect. 120:1221-1229.

202. Hernando MD, Rodriguez A, Vaquero JJ, Fernandez-Alba AR, Garda E. 2011. Avaliação do risco ambiental de poluentes emergentes na água: Approaches Under Horizontal and Vertical EU Legislation (Abordagens no âmbito da legislação horizontal e vertical da UE). Crit. Rev. Environ. Sci. Technol. 41:699-731.

203. Richards SM, Wilson CJ, Johnson DJ, Castle DM, Lam M, Mabury S a, Sibley PK, Solomon KR. 2004. Effects of pharmaceutical mixtures in aquatic microcosms. Environ. Toxicol. Chem. 23:1035-42.

204. Goncalves CMO, Sousa MAD, Alpendurada M de FPSPM. 2013. Análise de fármacos ácidos, básicos e neutros em águas fluviais: despoluição por 1°, 2° troca aniónica de amino e enriquecimento com um adsorvente hidrofílico. Int. J. Environ. Anal. Chem. 93:1-22.

205. Lopez-Roldan R, de Alda ML, Gros M, Petrovic M, Martm-Alonso J, Barcelo D. 2010. Monitorização avançada de produtos farmacêuticos e estrogénios na bacia do rio Llobregat (Espanha) por cromatografia líquida-espetrometria de massa quadrupoletandem tripla em combinação com cromatografia líquida de ultra desempenho-tempo de voo-espetrometria de massa. Chemosphere. 80:1337-44.

206. Kummerer K. 2003. Significance of antibiotics in the environment (Importância dos antibióticos no ambiente). J. Antimicrob. Chemother. 52:5-7.

207. Christian T, Schneider RJ, Farber HA, Skutlarek D, Meyer MT, Goldbach HE. 2003. Determinação de resíduos de antibióticos em estrume, solo e águas superficiais. Ata Hydrochim. Hydrobiol. 31:36-44.

208. Xu W, Zhang G, Zou S, Li X, Liu Y. 2007. Determinação de antibióticos seleccionados no Porto de Victoria e no Rio das Pérolas, no Sul da China, utilizando cromatografia líquida de alta eficiência-electrospray ionization tandem mass spectrometry. Environ. Pollut. 145:672-679.

209. Pedersen JA, Soliman M, Suffet IH (Mel). 2005. Human Pharmaceuticals, Hormones, and Personal Care Product Ingredients in Runoff from Agricultural Fields Irrigated with Treated Wastewater. J. Agric. Food Chem. 53:1625-1632.

210. Mitani K, Kataoka H. 2006. Determinação de fluoroquinolonas em águas ambientais por microextracção em fase sólida em tubo acoplada a cromatografia líquida-espetrometria de massa em tandem. Anal. Chim. Ata. 562:1622.

211. Canada-Canada F, Espinosa-Mansilla A, Munoz de la Pena A. 2007. Separação

de quinze quinolonas por cromatografia líquida de alta eficiência: Aplicação a produtos farmacêuticos e determinação de ofloxacina na urina. J. Sep. Sci. 30:12421249.

212. Samanidou VF, Ioannou AS, Papadoyannis IN. 2004. A utilização de uma coluna monolítica para melhorar a determinação simultânea de quatro antibióticos cefalosporínicos em produtos farmacêuticos e fluidos corporais por HPLC após extração em fase sólida - uma comparação com uma coluna convencional de fase reversa à base de sílica. J. Chromatogr. B. 809:175-182.

213. Gonzalez-San Miguel HM, Alpizar-Lorenzo JM, Cerda V. 2007. Determinação simultânea de antibióticos в-lactâmicos por um novo sistema cromatográfico de alto desempenho e baixa pressão utilizando uma bureta multisseringa acoplada a uma coluna monolítica (MSC). Anal. Bioanal. Chem. 387:663-671.

214. Satinsky D, SANTOS L, SKLENAROVA H, SOLICH P, MONTENEGRO M, ARAUJO A. 2005. Determinação cromatográfica por injeção sequencial do cloridrato de ambroxol e da doxiciclina em preparações farmacêuticas. Talanta. 68:214-218.

215. El-Kommos ME, Saleh GA, El-Gizawi SM, Abou-Elwafa MA. 2003. Determinação espectrofluorométrica de certos antibacterianos de quinolona utilizando quelação de metais. Talanta. 60:1033-1050.

216. Golet EM, Alder AC, Hartmann A, Ternes TA, Giger W. 2001. Trace Determination of Fluoroquinolone Antibacterial Agents in Urban Wastewater by Solid-Phase Extraction and Liquid Chromatography with Fluorescence Detection [Determinação de vestígios de agentes antibacterianos fluoroquinolona em águas residuais urbanas por extração em fase sólida e cromatografia líquida com deteção de fluorescência]. Anal. Chem. 73:3632-3638.

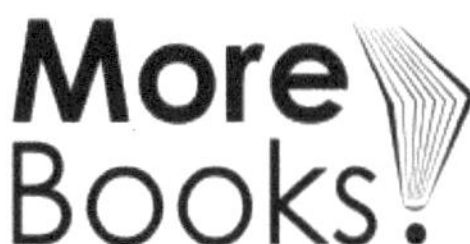